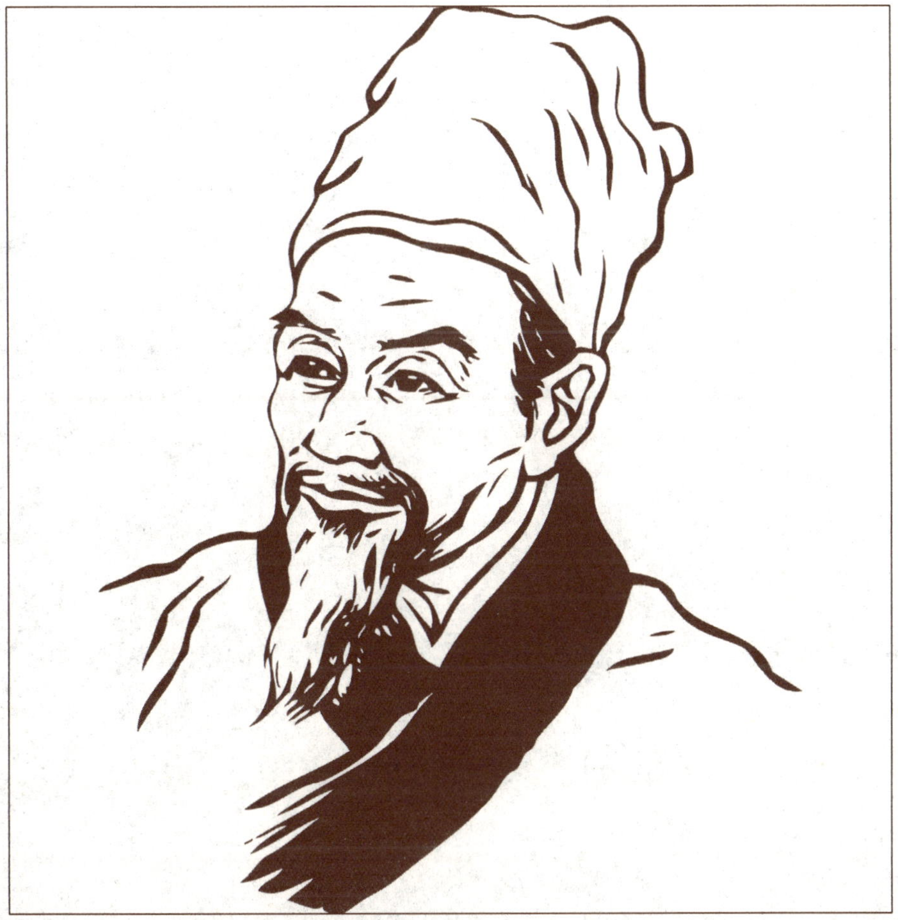

线装国学馆

本草纲目

本草纲目

线装国学馆

第四卷

本草纲目

谷部

本草纲目

第五部

小麦

【校正】《拾遗》麦苗并归为一。

【释名】来。

时珍曰：来亦作秾。许氏《说文》云：天降瑞麦，一来二麰，象芒刺之形，天所来也。如足行来，故麦字从来从夊。夊音绥，足行也。《诗》云：『贻我来牟是矣。』又云：『来象其实，夊象其根。』《梵书》名麦曰迦师错。

【集解】时珍曰：北人种麦漫撒，南人种麦撮撒。北麦皮薄面多，南麦反此。或云：收麦以蚕沙和之，辟蠹。或云：立秋前以苍耳锉碎同晒收，亦不蛀。秋后则虫已生矣。盖麦性恶湿，故久雨水潦，即多不熟也。

▷小麦

【气味】甘，微寒，无毒。入少阴、太阳之经。

甄权曰：平，有小毒。

时珍曰：新麦性热，陈麦平和。

【主治】除客热，止烦渴咽燥，利小便，养肝气，止漏血唾血。令女人易孕。

养心气，心病宜食之。

煎汤饮，治暴淋。

熬末服，杀肠中蛔虫。

陈者煎汤饮，止虚汗。烧存性，油调，涂诸疮汤火伤灼。

【发明】时珍曰：按：《素问》云：麦属火，心之谷也。郑玄云：麦有孚甲，属木。许慎云：麦属金，金王而生，火王而死。二说各异。而《别录》云麦养肝气，与郑说合。孙思邈云麦养心气，与《素问》合。夷考其功，除烦、止渴、收汗、利溲、止血，皆心之病也，当以《素问》为准。盖许以时，郑以形，而《素问》以功性，故立论不同尔。

【附方】消渴心烦：用小麦作饭及粥食。

老人五淋，身热腹满：小麦一升，通草二两，水三升，煮一升，饮之即愈。

眉炼头疮：用小麦烧存性，为末。油调敷。

白癜风癣：用小麦摊石上，烧铁物压出油，搽之甚效。

汤火伤灼，未成疮者：用小麦炒黑，研入腻粉，油调涂之。勿犯冷水，必致烂。

▷麦麸

【主治】时疾热疮，汤火疮烂，扑损伤折瘀血，醋炒贴之。

和面作饼，止泄痢，调中去热健人。以醋拌蒸热，袋盛，包熨人马冷失腰脚伤折处，止痛散血。

醋蒸，熨手足风湿痹痛，寒湿脚气，互易至汗出，并

良。末服，止虚汗。

【发明】时珍曰：麸乃麦皮也。与浮麦同性，而止汗之功次于浮麦，盖浮麦无肉也。凡人身体疼痛及疮疡肿烂沾渍，或小儿暑月出痘疮，溃烂不能着席睡卧者，并用夹褥盛麸缝合藉卧，性凉而软，诚妙法也。

【附方】虚汗盗汗：《卫生宝鉴》：用浮小麦文武火炒，为末。每服二钱半，米饮下，日三服。或煎汤代茶饮。一方：以猪觜唇煮熟切片，蘸食亦良。

产后虚汗：小麦麸、牡蛎等分，为末。以猪肉汁调服二钱，日二服。

走气作痛：用酽醋拌麸皮炒热，袋盛熨之。

灭诸瘢痕：春夏用大麦麸，秋冬用小麦麸，筛粉和酥敷之。

小儿眉疮：小麦麸炒黑，研末，酒调敷之。

小便尿血：面麸炒香，以肥猪肉蘸食之。

▷面

【气味】甘，温，有微毒。不能消热止烦。

大明曰：性壅热，小动风气，发丹石毒。

思邈曰：多食，长宿澼，加客气。畏汉椒、萝卜。

【主治】补虚。久食，实人肤体，浓肠胃，强气力。

养气，补不足，助五脏。

水调服，治人中暑，马病肺热。

敷痈肿损伤，散血止痛。生食，利大肠。水调服，止鼻衄吐血。

【发明】时珍曰：北面性温，食之不渴；南面性热，食之烦渴；西边面性凉，皆地气使然也。吞汉椒、食萝卜，皆能解其毒。医方中往往用飞罗面，取其无石末而性平易尔。陈麦面，水煮食之，无毒。以糟发胀者，能发病发疮，惟作蒸饼和药，取其易消也。按：李鹏飞《延寿书》云：北多霜雪，故面无毒；南方雪少，故面有毒。顾元庆《檐曝偶谈》云：江南麦花夜发，故发病；江北麦花昼发，故宜人。又曰：鱼稻宜江淮，羊面宜京洛，亦五方有宜不宜也。面性虽热，而寒食日以纸袋盛悬风处，数十年亦不坏，则热性皆去而无毒矣，入药尤良。

【附方】热渴心闷：温水一盏，调面一两，饮之。

中暍猝死：井水和面一大抄，服之。

夜出盗汗：麦面作弹丸，空心、卧时煮食之。次早服妙香散一帖取效。

咽喉肿痛：猝不下食。白面和醋，涂喉外肿处。

乳痈不消：白面半斤炒黄，醋煮为糊，涂之即消。

破伤风病：白面、烧盐各一撮。新水调，涂之。

金疮血出不止：用生面干敷，五七日即愈。

远行脚趼成泡者：水调生面涂之，一夜即平。

折伤瘀损：白面、栀子仁同捣，以水调，敷之即散。

火燎成疮：炒面，入栀子仁末，和油敷之。

白秃头疮：白面、豆豉和研，酢和敷之。

一切漏疮：盐、面和团，烧研敷之。

一切疔肿：面和腊猪脂封之良。

▷麦粉

【气味】甘，凉，无毒。

【主治】补中，益气脉，和五脏，调经络。又炒一合，汤服，断下痢。

醋熬成膏，消一切痈肿、汤火伤。

【发明】时珍曰：麦粉乃是麸面、面洗筋澄出浆粉也。今人浆衣多用之，古方鲜用。按：万表《积善堂方》云：乌龙膏：治一切痈肿发背，无名肿毒，初发热未破者，取效如神。用隔年小粉，愈久者愈佳，以锅炒之。初炒如饧，久炒则干，成黄黑色，冷定研末。陈米醋调成糊，熬如黑漆，瓷罐收之。用时摊纸上，剪孔贴之，即如冰冷，疼痛即止。少顷觉痒，干亦不能动。久则肿毒自消，药力亦尽而脱落，甚妙。此方苏州杜水庵所传，屡用有验。药易而功大，济生者宜收藏之。

▷面筋

【气味】甘，凉，无毒。

【主治】解热和中，劳热人宜煮食之。

宽中益气。

【发明】时珍曰：面筋，以麸与面水中揉洗而成者。古人罕知，今为素食要物，煮食甚良。今人多以油炒，则性热矣。

▷麦苗

【气味】辛，寒，无毒。

【主治】消酒毒暴热，酒疸目黄，并捣烂绞汁日饮之。又解蛊毒，煮汁滤服。

除烦闷，解时疾狂热，退胸膈热，利小肠。作齑食，甚益颜色。

▷麦奴

【主治】热烦，天行热毒，解丹石毒。

治阳毒、温毒，热极发狂大渴，及温疟。

【发明】时珍曰：朱肱《南阳活人书》：治阳毒、温毒、热极发狂发斑、大渴倍常者，用黑奴丸，水化服一丸，汗出或微利即愈。其方用小麦奴、梁上尘、釜底煤、灶突墨，同黄芩、麻黄、硝黄等分为末，蜜丸弹子大。盖取火化者从治之义也。麦乃心之谷，属火，而奴则麦实将成，为湿热所蒸，上黑霉者，与釜煤、灶同一理

也。其方楚陈延之《小品方》，名麦奴丸，初虞世《古今录验》名高堂丸、水解丸，诚救急良药也。

大麦

【释名】牟麦。

时珍曰：麦之苗粒皆大于米，故得大名。牟亦大也。通作麰。

【集解】弘景曰：今稞麦一名牟麦，似穬麦，惟皮薄尔。

时珍曰：大、穬二麦，注者不一。按：《吴普本草》：大麦一名穬麦，五谷之长也。王祯《农书》云：青稞有大、小二种，似大、小麦，而粒大皮薄，多面无麸，西人种之，不过与大、小麦异名而已。郭义恭《广志》云：大麦有黑穬麦。有稞麦，出凉州，似大麦。有赤麦，赤色而肥。据此则穬麦是大麦中一种皮厚而青色者也。大抵是一类异种，如粟、粳之种近百，总是一类，但方土有不同尔。故二麦主治不甚相远。大麦亦有黏者，名糯麦，可以酿酒。

【气味】咸，温、微寒，无毒。为五谷长，令人多热。

诜曰：暴食似脚弱，为下气故也。久服宜人。熟则有益，带生则冷而损人。石蜜为之使。

【主治】消渴除热，益气调中。

补虚劣，壮血脉，益颜色，实五脏，化谷食，止泄，不动风气。久食，令人肥白，滑肌肤。为面，胜于小麦，无躁热。

面：平胃止渴，消食疗胀满。

久食，头发不白。和针砂、没石子等，染发黑色。

宽胸下气，凉血，消积进食。

【发明】震亨曰：大麦初熟，人多炒食。此物有火，能生热病，人不知也。

时珍曰：大麦作饭食，响而有益。煮粥甚滑。磨面作酱甚甘美。

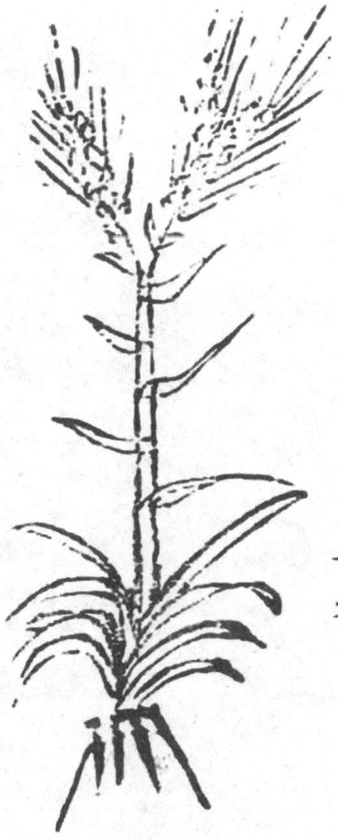
大麦

【附方】食饱烦胀，但欲卧者：大麦面熬微香，每白汤服方寸匕，佳。

麦芒入目：大麦煮汁洗之，即出。

汤火伤灼：大麦炒黑，研末，油调搽之。

猝患淋痛：大麦三两煎汤，入姜汁、蜂蜜，代茶饮。

▷苗

【主治】治诸黄，利小便，杵汁日日服。冬月面目手足皴瘃，煮汁洗之。

【附方】小便不通：陈大麦秸，煎浓汁，频服。

▷大麦奴

【主治】解热疾，消药毒。

荞麦

【释名】乌麦、花荞。

时珍曰：荞麦之茎弱而翘然，易长易收，磨面如麦，故曰荞曰荍，而与麦同名也。俗亦呼为甜荞，以别苦荞。杨慎《丹铅录》指乌麦为燕麦，盖未读《日用本草》也。

【集解】时珍曰：荞麦南北皆有。立秋前后下种，八九月收刈，性最畏霜。苗高一二尺，赤茎绿叶，如乌桕树叶。开小白花，繁密粲粲然。结实累累如羊蹄，实有三棱，老则乌黑色。王祯《农书》云：北方多种。磨而为面，作煎饼，配蒜食。或作汤饼，谓之河漏，以供常食，滑细如粉，亚于麦面。南方亦种，但作粉饵食，乃农家居冬谷也。

【气味】甘，平，寒，无毒。

思邈曰：酸，微寒。食之难消。

【主治】实肠胃，益气力，续精神，能炼五脏滓秽。

作饭食，压丹石毒，甚良。

以醋调粉，涂小儿丹毒赤肿热疮。

【发明】时珍曰：荞麦最降气宽肠，故能炼肠胃滓滞，而治浊带泄痢腹痛上气之疾，气盛有湿热者宜之。若脾胃虚寒人食之，则大脱元气而落须眉，非所宜矣。孟诜云：益气力者，殆未然也。按：杨起《简便方》云：肚腹微微作痛，出即泻，泻亦不多，日夜数行者。用荞麦面一味作饭，连食三四次即愈。予壮年患此两月，瘦怯尤甚。用消食化气药俱不效，一僧授此而愈，转用皆效，此可证其炼积滞之功矣。《普济》治小儿天吊及历节风方中亦用之。

【附方】咳嗽上气：荞麦粉四两，茶末二钱，生蜜二两，水一碗，顺手搅千下。饮之，良久下气不止，即愈。

十水肿喘：生大戟一钱，荞麦面二钱，水和作饼，炙熟为末。空心茶服，以大小便利为度。

禁口痢疾：荞麦面每服二钱，沙糖水调下。

疮头黑凹：荞麦面煮食之，即发起。

痘疮溃烂：用荞麦粉频频敷之。

汤火伤灼：用荞麦面，炒黄研末，水和敷之，如神。

▷叶

【主治】作茹食，下气，利耳目。多食即微泄。

▷秸

【主治】烧灰淋汁取碱熬干，同锻石等分，蜜收。能烂痈疽，蚀恶肉，去靥痣，最良。穰作荐，辟壁虱。时珍

《日华》曰：烧灰淋汁，洗六畜疮，并驴、马躁蹄。

【附方】噎食：荞麦秸烧灰淋汁，入锅内煎取白霜一钱，入蓬砂一钱，研末。每酒服半钱。

壁虱蜈蚣：荞麦秸作荐，并烧烟熏之。

稻

【释名】糯。

时珍曰：稻稌者，粳、糯之通称。《物理论》所谓『稻者溉种之总称』是矣。《本草》则专指糯以为稻也。稻从舀，象人在臼上治稻之义。稌则方言稻音之转尔。其性黏软，故谓之糯。

【集解】时珍曰：糯稻，南方水田多种之。其性黏，可以酿酒，可以为粢，可以蒸糕，可以熬饧，可以炒食。其类亦多，其谷壳有红、白二色，或有毛，或无毛。其米亦有赤、白二色，赤者酒多糟少，一种粒白如霜，长三四分者。《齐民要术》糯有九格、雉木、大黄、马首、虎皮、火色等名是矣。古人酿酒多用秫，故诸说论糯稻，往往费辩也。秫乃糯粟，见本条。

▷稻米

【气味】苦，温，无毒。

思邈曰：味甘。

时珍曰：糯性黏滞难化，小儿、病患最宜忌之。

【主治】作饭温中，令人多热，大便坚。

能行营卫中血积，解芫青、斑蝥毒。

益气止泄。

补中益气。止霍乱后吐逆不止，以一合研水服之。

以骆驼脂作煎饼食，主痔疾。

作糜一斗食，主消渴。

暖脾胃，止虚寒泄痢，缩小便，收自汗，发痘疮。

【发明】思邈曰：糯米味甘，脾之谷也，脾病宜食之。

时珍曰：糯米性温，酿酒则热，熬饧尤甚，故脾肺虚寒者宜之。若素有痰热风病，及脾病不能转输，食之最能发病成积。孟诜、苏颂或言其性凉、性寒者，谬说也。《别录》已谓其温中坚大便，令人多热，是岂寒凉者乎？今人冷泄者，炒食即止。老人小便数者，作粢糕或丸子，夜食亦止。其温肺暖脾可验矣。痘证用之，亦取此义。

【附方】霍乱烦渴不止：糯米三合，水五升，蜜一合，研汁分服，或煮汁服。

消渴饮水：方同上。

三消渴病：梅花汤：用糯谷（炒出白花）、桑根白皮等分。每用一两，水二碗，煎汁饮之。

下痢禁口：糯谷一升，炒出白花去壳，用姜汁拌湿再炒，为末。每服一匙，汤下，三服即止。

小儿头疮：糯米饭烧灰，入轻粉，清油调敷。

缠蛇丹毒：糯米粉和盐，嚼涂之。

打扑伤损诸疮：寒食日浸糯米，逐日易水，至小满取出，日干为末，用水调涂之。

喉痹吒腮：用前膏贴项下及肿处，一夜便消。干即换之，常令湿为妙。

腰痛虚寒：糯米二升，炒熟，袋盛，拴靠痛处。内以八角茴香研酒服。

▷糯稻花

【主治】阴干，入揩牙、乌须方用。

▷稻穰

【气味】辛、甘，热，无毒。

【主治】黄病如金色，煮汁浸之；仍以谷芒炒黄为末，酒服。

烧灰，治坠扑伤损。

烧灰浸水饮，止消渴。淋汁，浸肠痔。按穰藉靴鞋，暖足，去寒湿气。

【发明】时珍曰：稻穰煮治作纸，嫩心取以为麸，皆大为民利。其纸不可贴疮，能烂肉。按：《江湖纪闻》云：有人壁虱入耳，头痛不可忍，百药不效。用稻秆灰煎汁灌入，即死而出也。

【附方】消渴饮水：取稻穰中心烧灰。每以汤浸一合，澄清饮之。

热病余毒，攻手足疼痛欲脱：用稻穰灰煮汁渍之。

下血成痔：稻藁烧灰淋汁，热渍三五度，瘥。

恶虫入耳：香油合稻秆灰汁，滴入之。

稷

【释名】粢。

时珍曰：稷，从禾从畟，畟音即，谐声也。又进力治稼也。《诗》云『畟畟良耜』是矣。种稷者必进力也。南人承北音，呼稷为穄，谓其米可供祭也。《礼记》：祭宗庙稷曰明粢。《尔雅》云：粢，稷也。罗愿云：稷、穄、粢皆一物，语音之轻重耳。赤

者名穈，白者名芑，黑者名秬。

【集解】时珍曰：稷与黍，一类二种也。黏者为黍，不黏者为稷。稷可作饭，黍可酿酒。犹稻之有粳与糯也。陈藏器独指黑黍为稷，亦偏矣。稷黍之苗似粟而低小有毛，结子成枝而殊散，其粒如粟而光滑。三月下种，五六月可收，亦有七八月收者。其色有赤、白、黄、黑数种，黑者禾稍高，今俗通呼为黍子，不复呼稷矣。北边地寒，种之有补。河西出者，颗粒尤硬。稷熟最早，作饭疏爽香美，为五谷之长而属土，故祠谷神者以稷配社。五谷不可遍祭，祭其长以该之也。上古以厉山氏之子为稷主，至成汤始易以后稷，皆有功于农事者云。

【正误】时珍曰：稷黍之苗虽颇似粟，而结子不同。粟穗丛聚攒簇，稷黍之粒疏散成枝。孙氏谓稷为粟，误矣。芦穄即蜀黍也，其茎苗高硕如芦。而今之祭祀者，不知稷即黍之不黏者，往往以芦为稷，故吴氏亦袭其误也。今并正之。

▷稷米

【气味】甘，寒，无毒。

诜曰：多食，发三十六种冷病气。不与瓠子同食，发冷病，但饮黍穰汁即瘥。又不可与附子同服。

【主治】益气，补不足。

治热，压丹石毒发热，解苦瓠毒。作饭食，安中利胃宜脾。凉血解暑。

【发明】时珍曰：按：孙真人云：稷，脾之谷也。脾病宜食之。氾胜之云：烧黍稷则瓠死，此物性相制也。稷米、黍穰，能解苦瓠之毒。《淮南万毕术》云：祠冢之黍，啖儿令不思母。此亦有所厌耶？

【附方】补中益气：羊肉一脚，熬汤，入河西稷米、葱、盐，煮粥食之。

猝啘不止：粢米粉，井华水服之良。

痈疽发背：粢米粉熬黑，以鸡子白和涂练上，剪孔贴之，干则易，神效。

辟除瘟疫，令不相染：以穄米为末，顿服之。

▷根

【主治】心气痛，产难。

【附方】心气疼痛：高粱根煎汤温服，甚效。

横生难产：重阳日取高粱根（名瓜龙）阴干，烧存性，研末。酒服二钱，即下。

粱

【校正】《别录》中品有青粱米、黄粱米、白粱米，今并为一。

【释名】时珍曰：粱者，良也，谷之良者也。或云种出自梁州，或云粱米性凉，故得粱名，皆各执己见也。粱即粟也。考之《周礼》，九谷、六谷之名，有粱无粟可知矣。自汉以后，始以大而毛长者为粱，细而毛短者为粟。今则通呼为粟，而粱之名反隐矣。今世俗称粟中之大穗长芒，粗粒而有红毛、白毛、黄毛之品者，即粱也。黄、白、青、赤，亦随色命名耳。郭义恭《广志》有解粱、贝粱、辽东赤粱之名，乃因地命名也。

▷黄粱米

【气味】甘，平，无毒。

【主治】益气，和中，止泄。

去客风顽痹。

止霍乱下痢，利小便，除烦热。

【发明】宗奭曰：青粱、白粱，性皆微凉。独黄粱性味甘平，岂非得土之中和气多耶？

颂曰：诸粱比之他谷，最益脾胃。

【附方】霍乱烦躁：黄粱米粉半升，水升半，和绞如白饮，顿服。

霍乱大渴不止，多饮则杀人：黄粱米五升，水一斗，煮清三升，稍稍饮之。

小儿鼻干无涕，脑热也：用黄米粉、生矾末各一两。每以一钱，水调贴囟上，日二次。

小儿赤丹：用土番黄米粉，和鸡子白涂之。

小儿生疮：满身面如火烧。以黄粱米一升研粉，和蜜水调之，以瘥为度。

▷白粱米

【气味】甘，微寒，无毒。

【主治】除热，益气。

除胸膈中客热，移五脏气，缓筋骨。凡患胃虚并呕吐食及水者，以米汁二合，生姜汁一合，和服之，佳。

炊饭食之，和中，止烦渴。

【附方】霍乱不止：白粱米粉五合。水一升，和煮粥食。

手足生疣：取白粱米粉，铁铫炒赤研末。以众人唾和涂之，浓一寸，即消。

▷青粱米

【气味】甘，微寒，无毒。

【主治】胃痹，热中消渴，止泄痢，利小便，益气补中，轻身长年。煮粥食之。

健脾，治泄精。

【发明】时珍曰：今粟中有大而青黑色者是也。其谷芒多米少，禀受金水之气，其性最凉，而宜病患。

【附方】补脾益胃：羊肉汤入青粱米、葱、盐，煮粥食。

脾虚泄痢：青粱米半升，神曲炙捣罗为末一合，日日煮粥食，即愈。

冷气心痛：桃仁二两去皮尖，水研绞汁，入青粱米四合，煮粥常食。

五淋涩痛：青粱米四合，入浆水二升煮粥，下土苏末三两，每日空心食之。

薏苡

【校正】据《千金方》，自草部移入此。

【释名】解蠡、芑实、赣米、回回米、薏珠子。

时珍曰：薏苡名义未详。其叶似蠡实叶而解散，又似芑黍之苗，故有解蠡、芑实之名。赣米乃其坚硬者，有赣强之意。苗名屋菼。《救荒本草》云：回回米又呼西番蜀秫。俗名草珠儿。

【集解】时珍曰：薏苡，人多种之。二三月宿根自生。叶如初生芭茅。五六月抽茎开花结实。有二种：一种粘牙者，尖而壳薄，即薏苡也。其米白色如糯米，可作粥饭及磨面食，亦可同米酿酒。一种圆而壳厚坚硬者，即菩提子也。其米少，即粳糯也。但可穿作念经数珠，故人亦呼为念珠云。其根并白色，大如匙柄，纠结而味甘也。

▷薏苡仁

【气味】甘，微寒，无毒。

诜曰：平。

【主治】筋急拘挛，不可屈伸，久风湿痹，下气。久服，轻身益气。

除筋骨中邪气不仁，利肠胃，消水肿，令人能食。

炊饭作面食，主不饥，温气。煮饮，止消渴，杀蛔虫。

治肺痿肺气，积脓血，咳嗽涕唾，上气。煎服，破毒肿。

去干湿脚气，大验。

健脾益胃，补肺清热，去风胜湿。炊饭食，治冷气。煎饮，利小便热淋。

【发明】时珍曰：薏苡仁属土，阳明药也，故能健脾益胃。虚则补其母，故肺痿、肺痈用之。筋骨之病，以治阳明为本，故拘挛筋急风痹者用之。土能胜水除湿，故泄痢水肿用之。按：古方小续命汤注云：中风筋急拘挛，语迟脉弦者，加薏苡仁。亦扶脾抑肝之义。又《后汉书》云：马援在交趾常饵薏苡实，云能轻身省欲以胜瘴气也。又张师正《倦游录》云：辛稼轩忽患疝疾，重坠大如杯。一道人教以薏珠用东壁黄土炒过，水煮为膏服，数服即消。程沙随病此，稼轩授之亦效。《本草》薏苡乃上品养心药，故此有功。

颂曰：薏苡仁，心肺之药多用之。故范汪治肺痈，张仲景治风湿、胸痹，并有方法。《济生方》治肺损咯血，以熟猪肺切，蘸薏苡仁末，空心食之。薏苡补肺，猪肺引经也。赵君猷言屡用有效。

【附方】薏苡仁饭，治冷气：用薏苡仁舂熟，炊为饭食。气味欲如麦饭乃佳。或煮粥亦好。

消渴饮水：薏苡仁煮粥饮，并煮粥食之。

周痹缓急偏者：薏苡仁十五两，大附子十枚，炮为末。每服方寸匕，日三。

肺痿，咳唾脓血：薏苡仁十两杵破，水三升，煎一升，酒少许，服之。

肺痈咳唾，心胸甲错者：以淳苦酒煮薏苡仁令浓，微温顿服。肺有血，当吐出愈。

肺痈咯血：薏苡仁三合捣烂，水二大盏，煎一盏，入酒少许，分二服。

喉痹痈肿：吞薏苡仁二枚，良。

痈疽不溃：薏苡仁一枚，吞之。

孕中有痈：薏苡仁煮汁，频频饮之。

牙齿䘌痛：薏苡仁、桔梗生研末。点服。不拘大人、小儿。

▷根

【气味】甘，微寒，无毒。

【主治】下三虫。

煮汁糜食甚香，去蛔虫，大效。

煮服，堕胎。

治猝心腹烦满及胸胁痛者，锉煮浓汁，服三升乃定。

捣汁和酒服，治黄疸有效。

【附方】黄疸如金：薏苡根煎汤频服。

蛔虫心痛：薏苡根一斤切，水七升，煮三升服之，虫死尽出也。

经水不通：薏苡根一两，水煎服之。不过数服，效。

牙齿风痛：薏苡根四两，水煮含漱，冷即易之。

▷叶

【主治】作饮气香，益中空膈。

暑月煎饮，暖胃益气血。初生小儿浴之，无病。

大豆

【校正】禹锡曰：原附大豆黄卷下，今分出。

【释名】尗俗作菽。时珍曰：豆、尗皆荚谷之总称也。篆文尗，象荚生附茎下垂之形。豆象子在荚中之

形。《广雅》云：大豆，菽也。小豆，荅也。角曰荚，叶曰藿，茎曰萁。

【集解】时珍曰：大豆有黑、白、黄、褐、青、斑数色：黑者名乌豆，可入药，及充食，作豉；黄者可作腐，榨油，造酱；余但可作腐及炒食而已。皆以夏至前后下种，苗高三四尺，叶团有尖，秋开小白花成丛，结荚长寸余，经霜乃枯。按：《吕氏春秋》云：得时之豆，长茎短足，其荚二七为族，多枝数节，竞叶蕃实，大菽则圆，小菽则团。先时者，必长以蔓，浮叶疏节，小荚不实。后时者，必短茎疏节，本虚不实。又氾胜之《种植书》云：夏至种豆，不用深耕。豆花憎见日，见日则黄烂而根焦矣。知岁所宜，以囊盛豆子，平量埋阴地，冬至后十五日发取量之，最多者种焉。盖大豆保岁易得，可以备凶年，小豆不保岁而难得也。

▷黑大豆

【气味】甘，平，无毒。久服，令人身重。

岐伯曰：生温，熟寒。

时珍曰：服蓖麻子者忌炒豆，犯之胀满致死。服厚朴者亦忌之，动气也。

【主治】生研，涂痈肿。煮汁饮，杀鬼毒，止痛。逐水胀，除胃中热痹，伤中淋露，下瘀血，散五脏结积内寒，杀乌头毒。炒为屑，主胃中热，除痹去肿，止腹胀消谷。

煮食，治温毒水肿。

调中下气，通关脉，制金石药毒，治牛马温毒。

煮汁，解礜石、砒石、甘遂、天雄、附子、射罔、巴豆、芫青、斑蝥、百药之毒及蛊毒。入药，治下痢脐痛。冲酒，治风痉及阴毒腹痛。牛胆贮之，止消渴。

治肾病，利水下气，制诸风热，活血，解诸毒。

【发明】时珍曰：按：《养老书》云：李守愚每晨水吞黑豆二七枚，谓之五脏谷，到老不衰。夫豆有五色，各治五脏。惟黑豆属水性寒，为肾之谷，入肾功多，故能治水消胀下气，制风热而活血解毒，所谓同气相求也。又按：古方称大豆解百药毒，予每试之大不然；又加甘草，其验乃奇。如此之事，不可不知。

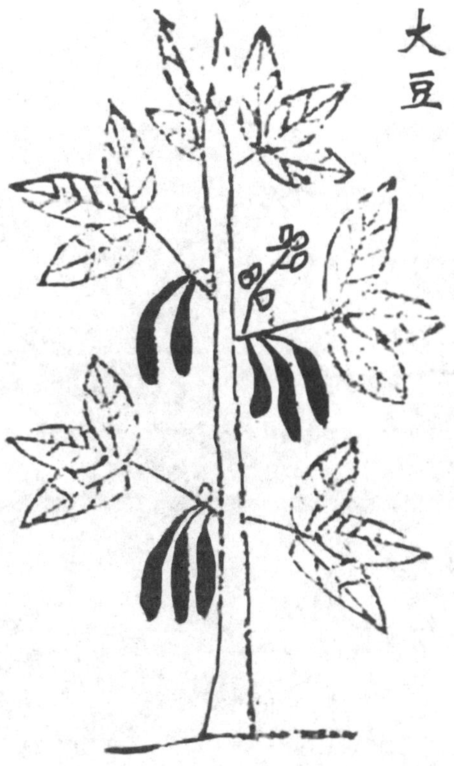

大豆

【附方】服食大豆，令人长肌肤，益颜色，填骨髓，加气力，补虚能食，不过两剂：大豆五升，如作酱法，取黄捣末，以猪肪炼膏和丸梧子大。每服五十丸至百丸，温酒下。神验秘方也。肥人不可服之。

炒豆紫汤：颂曰：古方有紫汤，破血去风，除气防热，产后两日尤宜服之。用乌豆五升，清酒一斗，炒豆令烟绝，投酒中，待酒紫赤色，去豆。量性服之，可日夜三盏，神验。中风口噤，加鸡屎白二升，和炒，投之。

颈项强硬，不得顾视：大豆一升，蒸变色，囊裹枕之。

热毒攻眼，赤痛脸浮：用黑豆一升，分作十袋，沸汤中蒸过，更互熨之，三遍则愈。

猝然腰痛：大豆六升，水拌湿，炒热，布裹熨之，冷即易。

酒食诸毒：大豆一升，煮汁服，得吐即愈。

解诸鱼毒：大豆，煮汁饮之。

解巴豆毒：下利不止。大豆，煮汁一升，饮之。

恶刺疮痛：大豆，浓煮汁渍之，取瘥。

汤火灼疮：大豆，煮汁涂之，易愈，无斑。

打头青肿：豆黄末水和敷之。

牙齿疼痛：黑豆煮酒，频频漱之，良。

▷大豆皮

【主治】生用，疗痘疮目翳。嚼烂，敷小儿尿灰疮。

▷豆叶

【主治】捣敷蛇咬，频易即瘥。

【发明】时珍曰：按：《抱朴子·内篇》云：相国张文蔚庄内有鼠野狼穴，养四子，为蛇所吞。鼠野狼雌雄情切，乃于穴外坋土壅穴。俟蛇出头，度其回转不便，当腰咬断而劈腹，衔出四子，尚有气。置于穴外，衔豆叶嚼而敷之，皆活。后人以豆叶治蛇咬，盖本于此。

【附方】止渴急方：大豆苗（嫩者）三五十茎，涂酥炙黄为末。每服二钱，人参汤下。

小便血淋：大豆叶一把，水四升，煮二升，顿服。

▷花

【主治】主目盲，翳膜。

黄大豆

【集解】时珍曰：大豆有黑、青、黄、白、斑数色，惟黑者入药，而黄、白豆炒食作腐，造酱榨油，盛为时用，不可不知别其性味也。周定王曰：黄豆苗高一二尺，叶似黑大豆叶而大，结角比黑豆角稍肥大，其荚、叶嫩时可食，甘美。

【气味】甘，温，无毒。

时珍曰：生温，炒热微毒。多食，壅气生痰动嗽，令人身重，发面黄疮疥。

【主治】宽中下气，利大肠，消水胀肿毒。

研末，熟水和，涂痘后痈。

【附方】痘后生疮：黄豆烧黑研末，香油调涂。

▷豆油

【气味】辛，甘，热，微毒。

【主治】涂疮疥，解发。

赤小豆

【校正】自大豆分出。

【释名】赤豆、红豆、荅、叶名藿。

时珍曰：案：《诗》云：黍稷稻粱，禾麻菽麦。此即八谷也。董仲舒注云：菽是大豆，有两种。小豆名荅，有三四种。王祯云：今之赤豆、白豆、绿豆、萱豆，皆小豆也。此则入药用赤小者也。

【集解】颂曰：赤小豆，今江淮间多种之。

【气味】甘，酸，平，无毒。

思邈曰：甘，咸，冷。合鱼鲊食成消渴，作酱同饭食成口疮。

【主治】下水肿，排痈肿脓血。疗寒热热中消渴，止泄痢，利小便，下腹胀满，吐逆猝澼。

消热毒，散恶血，除烦满，通气，健脾胃，令人美食。捣末同鸡子白，涂一切热毒痈肿。煮汁，洗小儿黄烂疮，不过三度。

缩气行风，坚筋骨，抽肌肉。久食瘦人。散气，去关节烦热，令人心孔开。

【发明】弘景曰：小豆逐津液，利小便。久服令人肌肤枯燥。

颂曰：水气、脚气最为急用。有人患脚气，以袋盛此豆，朝夕展转践踏之，久久遂愈。

【附方】小儿不语，四五岁不语者：赤小豆末，酒和，敷舌下。

中酒呕逆：赤小豆煮汁，徐徐饮之。

乳汁不通：赤小豆煮汁饮之。

妇人吹奶：赤小豆，酒研，温服，以滓敷之。

妇人乳肿：小豆、莽草等分。为末。苦酒和敷，佳。

▷叶

【主治】去烦热，止小便数。煮食，明目。

【发明】时珍曰：小豆利小便，而藿止小便，与麻黄发汗而根止汗同意，物理之异如此。

【附方】小便频数：小豆叶一斤，入豉汁中煮，调和作虀食之。

小儿遗尿：小豆叶捣汁服之。

▷芽

【主治】妊娠数月，经水时来，名曰漏胎；或因房室，名曰伤胎。用此为末，温酒服方寸匕，日三，得效乃止。

绿豆

【释名】时珍曰：绿以色名也。旧本作菉者，非矣。

【集解】时珍曰：绿豆，处处种之。三四月下种，苗高尺许，叶小而有毛，至秋开小花，荚如赤豆荚。粒粗而色鲜者为官绿；皮薄而粉多、粒小而色深者为油绿；皮厚而粉少早种者，呼为摘绿，可频摘也；迟种呼为拔绿，一拔而已。北人用之甚广，可作豆粥、豆饭、豆酒，炒食、麨食，磨而为面，澄滤取粉，可以作饵顿糕，荡皮搓索，为食中要物。以水浸湿生白芽，又为菜中佳品。牛马之食亦多赖之。真济世之良谷也。

【气味】甘，寒，无毒。

藏器曰：用之宜连皮，去皮则令人小壅气，盖皮寒而肉平也。反榧子壳，害人。合鲤鱼鲊食，久令人肝黄成渴病。

【主治】煮食，消肿下气，压热解毒。生研绞汁服，治丹毒烦热风疹，药石发动，热气奔豚。治寒热热中，止泄痢、猝澼，利小便胀满。浓肠胃。作枕，明目，治头风头痛。除吐逆。补益元气，和调五脏，安精神，行十二经脉，去浮风，润皮肤，宜常食之。煮汁，止消渴。解一切药草、牛马、金石诸毒。治痘毒，利肿胀。

【发明】时珍曰：绿豆肉平皮寒，解金石、砒霜、草木一切诸毒，宜连皮生研水服。按：《夷坚志》云：有人服附子酒多，头肿如斗，唇裂血流。急求绿豆、黑豆各数合嚼食，并煎汤饮之，乃解也。

【附方】扁鹊三豆饮，治天行痘疮。预服此饮，疏解热毒，纵出亦少。用绿豆、赤小豆、黑大豆各一升，甘草节二两，以水八升，煮极熟。任意食豆饮汁，七日乃止。一方：加黄大豆、白大豆，名五豆饮。

防痘入眼：用绿豆七粒，令儿自投井中，频视七遍，乃还。

消渴饮水：绿豆煮汁，并作粥食。

▷绿豆粉

【气味】甘，凉，平，无毒。

【主治】解诸热，益气，解酒食诸毒，治发背痈疽疮肿，及汤火伤灼。

痘疮湿烂不结痂疕者，干扑之良。

新水调服，治霍乱转筋，解诸药毒死，心头尚温者。

【发明】时珍曰：绿豆色绿，小豆之属木者也，通于厥阴、阳明。其性稍平，消肿治痘之功虽同赤豆，而压热解毒之力过之。且益气，浓肠胃，通经脉，无久服枯人之忌。但以作凉粉，造豆酒，或偏于冷，或偏于热，能致人病，皆人所为，非豆之咎也。豆粉须以绿色黏腻者为真。外科治痈疽有内托护心散，极言其神效，丹溪朱氏有论发挥。

【附方】疮气呕吐：绿豆粉三钱，干胭脂半钱，研匀。新汲水调下，一服立止。

霍乱吐利：绿豆粉、白糖各二两，新汲水调服，即愈。

解烧酒毒：绿豆粉荡皮，多食之即解。

解鸩酒毒：绿豆粉三合，水调服。

解诸药毒已死，但心头温者：用绿豆粉调水服。

▷豆皮

【气味】甘，寒，无毒。

【主治】解热毒，退目翳。

【附方】通神散：治癍痘目生翳：绿豆皮、白菊花、谷精草等分，为末。每用一钱，以干柿饼一枚，粟米泔一盏，同煮干。食柿，日三服。浅者五七日见效，远者半月见效。

▷豆荚

【主治】赤痢经年不愈，蒸熟，随意食之良。

▷豆花

【主治】解酒毒。

▷豆芽

【气味】甘，平，无毒。

【主治】解酒毒热毒，利三焦。

【发明】时珍曰：诸豆生芽皆腥韧不堪，惟此豆之芽白美独异。今人视为寻常，而古人未知者也。但受湿热郁浥之气，故颇发疮动气，与绿豆之性稍有不同。

▷豆叶

【主治】霍乱吐下，绞汁和醋少许，温服。

豌豆

【释名】胡豆、戎菽、回鹘豆、毕豆、青小豆、青斑豆、麻累。

【集解】时珍曰：豌豆种出西胡，今北土甚多。八九月下种，苗生柔弱如蔓，有须。叶似蒺藜叶，两两对生，嫩时可食。三四月开小花如蛾形，淡紫色。结荚长寸许，子圆如药丸，亦似甘草子。出胡地者大如杏仁。煮、炒皆佳，磨粉面甚白细腻。百谷之中，最为先登。又有野豌豆，粒小不堪，惟苗可茹，名翘摇。

【气味】甘，平，无毒。

思邈曰：甘、咸、温、平、涩。

瑞曰：多食发气病。

【主治】消渴，淡煮食之，良。

治寒热热中，除吐逆，止泄痢澼下，利小便、腹胀满。

调营卫，益中平气。煮食，下乳汁。可作酱用。

煮饮，杀鬼毒心病，解乳石毒发。研末，涂痈肿痘疮。作澡豆，去野黯，令人面光泽。

【发明】时珍曰：豌豆属土，故其所主病多系脾胃。元时饮膳，每用此豆捣去皮，同羊肉治食，云补中益气。今为日用之物，而唐、宋《本草》见遗，可谓缺典矣。《千金》《外台》洗面澡豆方，盛用毕豆面，亦取其白腻耳。

【附方】四圣丹：治小儿痘中有疔，或紫黑而大，或黑坏而臭，或中有黑线，此症十死八九，惟牛都御史得秘传此方点之最妙。用豌豆四址九粒（烧存性），头发灰三分，真珠十四粒炒研为末，以油胭脂同杵成膏。先以簪挑疔破，咂去恶血，以少许点之，即时变红活色。

蚕豆

【释名】胡豆。

时珍曰：豆荚状如老蚕，故名。王祯《农书》谓其蚕时始熟故名，亦通。吴瑞《本草》以此为豌豆，误矣。此豆种亦自西胡来，虽与豌豆同名、同时种，而形性迥别。《太平御览》云：张骞使外国，得胡豆种归。指此也。今蜀人呼此为胡豆，而豌豆不复名胡豆矣。

【集解】时珍曰：蚕豆南土种之，蜀中尤多。八月下种，冬生嫩苗可茹。方茎中空。叶状如匙头，本圆末尖，面绿背白，柔浓，一枝三叶。二月开花如蛾状，紫白色，又如豇豆花。结角连缀如大豆，颇似蚕形。蜀人收其子以备荒歉。

【气味】甘、微辛，平，无毒。

【主治】快胃，和脏腑。

【发明】时珍曰：蚕豆本草失载。万表《积善堂方》言：一女子误吞针入腹，诸医不能治。一人教令煮蚕豆同韭菜食之，针自大便同出。此亦可验其性之利脏腑也。

▷苗

【气味】苦、微甘，温。

【主治】酒醉不省，油盐炒熟，煮汤灌之，效。

鳞部

本草纲目 第六部

鲤鱼

【释名】时珍曰：鲤鳞有十字纹理，故名鲤。虽困死，鳞不反白。

颂曰：崔豹云：兖州人呼赤鲤为玄驹，白鲤为白骥，黄鲤为黄骓。

【集解】《别录》曰：生九江池泽。取无时。

颂曰：处处有之。其脊中鳞一道，从头至尾，无大小，皆三十六鳞，每鳞有小黑点。诸鱼惟此最佳，故为食品上味。

▷肉

【气味】甘，平，无毒。

时珍曰：按：丹溪朱氏言：诸鱼在水，无一息之停，皆能动风动火，不独鲤也。

【主治】煮食，治咳逆上气，黄疸，止渴。生者，治水肿脚满，下气。

治怀妊身肿，及胎气不安。

煮食，下水气，利小便。

作鲙，温补，去冷气，痃癖气块，横关伏梁，结在心腹。

治上气，喘促。烧末，能发汗，定气喘咳嗽，下乳汁，消肿。米饮调服，治大人小儿暴痢。用童便浸煨，止反及恶风入腹。

【发明】时珍曰：鲤乃阴中之阳，其功长于利小便。故能消肿胀、黄疸、脚气、喘嗽、湿热之病。作鲙则性温，故能去痃结冷气之病。烧之则从火化，故能发散风寒，平肺通乳，解肠胃及肿毒之邪。按：刘河间云：鲤之治水，鹜之利水，所谓因其气相感也。

【附方】水肿：《范汪》：用大鲤鱼一头，醋三升，煮干食。一日一作。《外台》：用大小豆一升，水二斗，煮食饮汁，一顿服尽，当下痢尽即瘥。

妊娠水肿：方同上。

乳汁不通：用鲤鱼一头烧末。每服一钱，酒调下。

咳嗽气喘：用鲤鱼一头，去鳞，纸裹炮熟，去刺研末，同糯米煮粥，空心食。

反胃吐食：用鲤鱼一头，童便浸一夜，炮焦研末，同米煮粥食之。

一切肿毒已溃未溃者：用鲤鱼烧灰，醋和涂之，以愈为度。

小儿木舌长大满口：鲤鱼肉切片贴之，以帛系定。

▷胆

【气味】苦，寒，无毒。

甄权曰：蜀漆为使。

【主治】目热赤痛，青盲，明目。久服强悍，益志气。

点眼，治赤肿翳痛。涂小儿热肿。

点雀目，燥痛即明。滴耳，治聋。

【附方】小儿咽肿喉痹者：用鲤鱼胆二七枚，和灶底土，以涂咽外，立效。

大人阴痿：鲤鱼胆、雄鸡肝各一枚为末，雀卵和，丸小豆大。每吞一丸。

睛上生晕，不问久新：鲤鱼长一尺二寸者，取胆滴铜镜上，阴干。竹刀刮下，每点少许。

▷脂

【主治】食之，治小儿惊忤诸痫。

▷脑髓

【主治】诸痫。

煮粥食，治暴聋。

和胆等分，频点目眦，治青盲。

【附方】耳猝聋：竹筒盛鲤鱼脑，于饭上蒸过，注入耳中。

耳脓有虫：鲤鱼脑和桂末捣匀，绵裹塞之。

▷骨

【主治】女子赤白带下。

阴疮，鱼鲠不出。

▷皮

【主治】瘾疹。

烧灰水服，治鱼鲠六七日不出者。日二服。

▷鳞

【主治】产妇滞血腹痛，烧灰酒服。亦治血气。

烧灰，治吐血，崩中漏下，带下痔瘘，鱼鲠。

【发明】时珍曰：古方多以皮、鳞烧灰，入崩漏、痔瘘药中，盖取其行滞血耳。治鱼鲠者，从其类也。

【附方】痔漏疼痛：鲤鱼鳞二三片，绵裹如枣形，纳入坐之，其痛即止。

诸鱼骨鲠：鲤脊三十六鳞，焙研，凉水服之。其刺自跳出，神妙。

鼻衄不止：鲤鱼鳞炒成灰。每冷水服二钱。

鲫鱼

【释名】鲋鱼。

时珍曰：按：陆佃《埤雅》云：鲫鱼旅行，以相即也，故谓之鲫；以相附也，故谓之鲋。

【集解】时珍曰：鲫喜偎泥，不食杂物，故能补胃。冬月肉厚子多，其味尤美。郦道元《水经注》云：蕲州广济青林湖有鲫鱼，大二尺，食之肥美，辟寒暑。东方朔《神异经》云：南方湖中多鲫鱼，长数尺，食之宜暑而辟风寒。《吕氏春秋》云：鱼之美者，有洞之鲋。观此，则鲫为佳品，自古尚矣。

▷肉

【气味】甘，温，无毒。

鼎曰：和蒜食，少热；同沙糖食，生疳虫；同芥菜食，成肿疾；同猪肝、鸡肉、雉肉、鹿肉、猴肉食，生痈疽；同麦门冬食，害人。

【主治】合五味煮食，主虚羸。

温中下气，止下痢肠痔（夏月热痢有益，冬月不宜）。

合莼作羹，主胃弱不下食，调中益五脏。合茭首作羹，主丹石发热。

生捣，涂恶核肿毒不散及疮。同小豆捣，涂丹毒。

烧灰，和酱汁，涂诸疮十年不瘥者。以猪脂煎灰服，治肠痈。

【发明】震亨曰：诸鱼属火，独鲫属土，有调胃实肠之功。若多食，亦能动火。

【附方】鹘突羹：治脾胃虚冷不下食。以鲫鱼半斤切碎，用沸豉汁投之，入胡椒、莳萝、干姜、橘皮等末，空心食之。

消渴饮水：用鲫鱼一枚，去肠留鳞，以茶叶填满，纸包煨熟食之。不过数枚即愈。

酒积下血：酒煮鲫鱼，常食最效。

肠痔滴血：常以鲫鱼作羹食。

血痢噤口：方同上。

小肠疝气：每顿用鲫鱼十个，同茴香煮食。久食自愈。

诸疮肿毒：鲫鱼（一斤者）去肠，柏叶填满，纸裹泥包存性，入轻粉二钱，为末。麻油调搽。

小儿撮口出白沫：以艾灸口之上下四壮。鲫鱼烧研，酒调少许灌之。仍掐手足。儿一岁半，则以鱼网洗水灌之。

妇人阴疮：方见主治。

▷头

【主治】小儿头疮口疮，重舌目翳（苏恭）。烧研饮服，疗咳嗽。

烧研饮服，治下痢。酒服，治脱肛及女人阴脱，仍以油调搽之。酱汁和，涂小儿面上黄水疮。

▷子

【主治】调中，益肝气。

▷骨

【主治】鳖疮。烧灰敷，数次即愈（张鼎）。

▷胆

【主治】取汁，涂痈疮、阴蚀疮，杀虫止痛。点喉中，治骨鲠竹刺不出。

【附方】小儿脑疳：鼻痒，毛发作穗，黄瘦。用鲫鱼胆滴鼻中，三五日甚效。

消渴饮水：用浮石、蛤蚧、蝉蜕等分，为末。以鲫鱼胆七枚，调服三钱，神效。

滴耳治聋：鲫鱼胆一枚，乌驴脂少许，生麻油半两，和匀。纳入楼葱管中，七日取滴耳中，日二次。

▷脑

【主治】耳聋。以竹筒蒸过，滴之。

鲈鱼

【释名】四鳃鱼。

时珍曰：黑色曰卢。此鱼白质黑章，故名。淞人名四鳃鱼。

【集解】时珍曰：鲈出吴中，淞江尤盛，四五月方出。长仅数寸，状微似鳜而色白，有黑点，巨口细鳞，有四鳃。杨诚斋诗颇尽其状，云：鲈出鲈乡芦叶前，垂虹亭下不论钱。买来玉尺如何短，铸出银梭直是圆。白质黑章三四点，细鳞巨口一双鲜。春风已有真风味，想得秋风更迥然。《南郡记》云：吴人献淞江鲈鲙于隋炀帝。帝曰：金齑玉鲙，东南佳味也。

▷肉

【气味】甘，平，有小毒。

禹锡曰：多食，发痃癖疮肿，不可同乳酪食。李廷飞云：肝不可食，剥人面皮。

诜曰：中鲈鱼毒者，芦根汁解之。

【主治】补五脏，益筋骨，和肠胃，治水气。多食宜人，作鲊尤良。曝干甚香美。

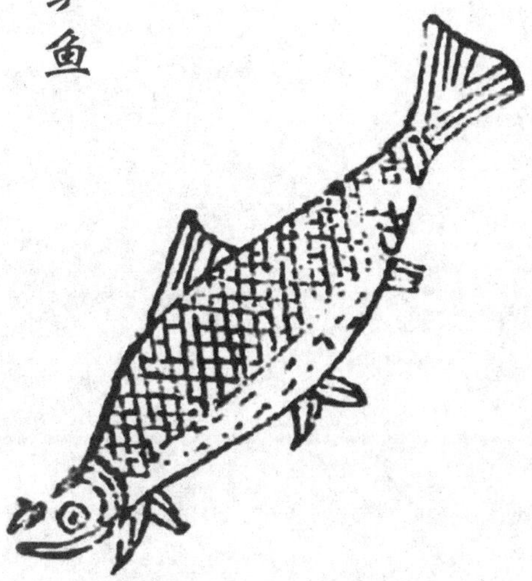

鲈鱼

益肝肾。

安胎补中。作鲙尤佳。

鲨鱼

【释名】鮀鱼、吹沙、沙沟鱼。

时珍曰：此非海中沙鱼，乃南方溪涧中小鱼也。居沙沟中，吹沙而游，咂沙而食。鮀者，肉多形圆，陀陀然也。

【集解】时珍曰：鲨鱼，大者长四五寸，其头尾一般大。头状似鳟，体圆似鳝，厚肉重唇。细鳞，黄白色，有黑斑点文。背有鬐刺甚硬。其尾不歧。小时即有子，味颇美。俗呼为阿浪鱼。

▷肉

【气味】甘，平，无毒。

【主治】暖中益气。

比目鱼

【释名】鲽、鞋底鱼。

时珍曰：比，并也。鱼各一目，相并而行也。《尔雅》所谓『东方有比目鱼，不比不行，其名曰鲽』，是也。段氏《北户录》谓之鳒，《吴都赋》谓之魪，《上林赋》谓之魼。鲽，犹屧也；鳒，兼也；魪，相介也；魼，相胠也。俗名鞋底鱼，《临海志》名婢簁鱼，《临海风土记》名奴屩鱼，《南越志》名版鱼，《南方异物志》名箬叶鱼，皆因形也。

【集解】时珍曰：案：郭璞云：今所在水中有之。状如牛脾及女人鞋底，细鳞紫黑色，两片相合乃得行。其合处半边平而无鳞，口近腹下。刘渊林以为王余鱼，盖不然。

【气味】甘，平，无毒。

【主治】补虚益气力。多食动气。

乌贼鱼

【释名】墨鱼、缆鱼、干者名鲞。骨名海螵蛸。

时珍曰：案：罗愿《尔雅翼》云：九月寒乌入水，化为此鱼。有文墨可为法则，故名乌鲗。鲗者，则也。骨名海螵蛸，象形也。

大明曰：鱼有两须，遇风波即以须下碇，或粘石如缆，故名缆鱼。

瑞曰：盐干者名明鲞，淡干者名脯鲞。

【集解】《别录》曰：乌贼鱼生东海池泽。取无时。

时珍曰：乌鲗无鳞有须，黑皮白肉，大者如蒲扇。炸熟以姜、醋食之，脆美。背骨名海螵蛸，形似樗蒲子而长，两头尖，色白，脆如通草，重重有纹，以指甲可刮为末，人亦镂之为钿饰。又《相感志》云：乌鲗过小满则形小也。

▷肉

【气味】酸，平，无毒。

【主治】益气强志。

益人，通月经。

▷骨

【修治】弘景曰：炙黄用。

【气味】咸，微温，无毒。

【主治】女子赤白漏下，经汁血闭，阴蚀肿痛，寒热症瘕，无子。

惊气入腹，腹痛环脐，丈夫阴中肿痛，令人有子，又止疮多脓汁不燥。

疗血崩，杀虫。

炙研饮服，治妇人血瘕，大人小儿下痢，杀小虫。

治眼中热泪，及一切浮翳，研末和蜜点之。久服益精。恭曰：亦治牛马障翳。

【发明】时珍曰：乌鲗骨，厥阴血分药也，其味咸而走血也。故血枯血瘕，经闭崩带，下痢疳疾，厥阴本病也。寒热疟疾，聋、瘿，少腹痛，阴痛，厥阴经病也。目翳流泪，厥阴窍病也。厥阴属肝，肝主血，故诸血病皆治之。按：《素问》云：有病胸胁支满者，妨于食，病至，则先闻腥臊臭，出清液，先唾血，四肢清，目眩，时时前后血，病名曰血枯。得之年少时，有所大脱血。或醉入房，中气竭肝伤，故月事衰少不来。治之以四乌骨，一茹为末，丸以雀卵，大如小豆。每服五丸，饮以鲍鱼汁，所以利肠中及伤肝也。观此，则其入厥阴血分无疑矣。

乌贼

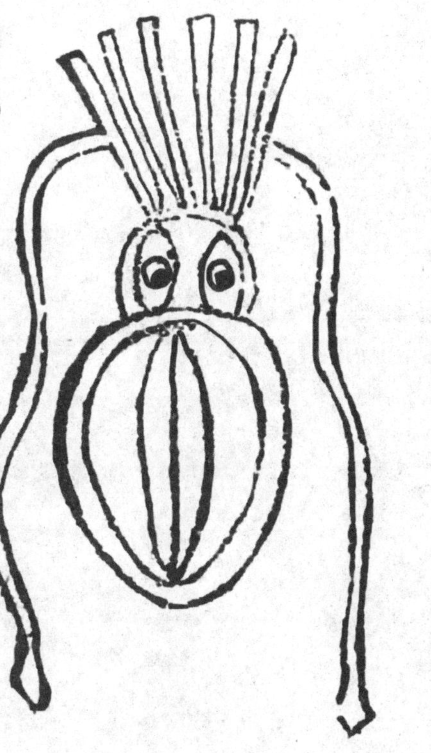

【正误】时珍曰：按：《本经》云：主症瘕，无子。《别录》云：令人有子。孟说亦云久服益精，而张鼎此说独相背戾，亦误矣。若云血病无多食咸，乌鲗亦主血闭，故有此说。然经闭有『有余』『不足』二证。有余者血滞，不足者肝伤。乌鲗相合，岂有令人绝嗣之理？当以《本经》《别录》为正。恐人承误，故辨正之。

【附方】鼻疮疳䘌：乌贼鱼骨、白芨各一钱，轻粉二字，为末，搽之。

小儿脐疮出血及脓：海螵蛸、胭脂为末，油调搽之。

头上生疮：海螵蛸、白胶香各二钱，轻粉五分，为末。先以油润净乃搽末，二三次即愈。

疬疡白驳：先以布拭赤，用乌贼骨磨三年酢，涂之。

疔疮恶肿：先刺出血，以海螵蛸末掺之，其疔即出。

灸疮不瘥：乌贼骨、白矾等分为末，日日涂之。

猝然吐血：乌贼骨末，米饮服二钱。

骨鲠在喉：象牙屑、乌贼鱼骨、陈橘红（焙）等分为末，寒食面和饧，丸芡子大。每用一丸，含化咽汁。

舌肿出血如泉：乌贼骨、蒲黄各等分，炒为细末。每用涂之。

跌破出血：乌贼鱼骨末，敷之。

阴囊湿痒：乌贼骨、蒲黄，扑之。

▷血

【主治】耳聋。

▷腹中墨

【主治】血刺心痛，醋磨服之（炒、研，醋服亦可）。

海马

【释名】水马。

弘景曰：是鱼虾类也。状如马形，故名。

【集解】时珍曰：按：《圣济总录》云：海马，雌者黄色，雄者青色。又徐表《南方异物志》云：海中有鱼，状如马头，其喙垂下，或黄或黑。海人捕得，不以啖食，曝干熇之，以备产患，即此也。又《抱朴子》云：水马合赤斑蜘蛛，同冯夷水仙丸服之，可居水中。今水仙丸无所考矣。

【气味】甘，温、平，无毒。

【主治】妇人难产，带之于身，甚验。临时烧末饮服，并手握之，即易产。

主难产及血气痛。

暖水脏，壮阳道，消瘕块，治疗疮肿毒。

【发明】时珍曰：海马雌雄成对，其性温暖，有交感之义，故难产及阳虚房中方术多用之，如蛤蚧、郎君子之功也。虾亦壮阳，性应同之。

【附方】海马汤：治远年虚实积聚症块。用海马雌雄各一枚，木香一两，大黄（炒）、白牵牛（炒）各二两，巴豆四十九粒，青皮二两，童子小便浸软，包巴豆扎定，入小便内再浸七日，取出麸炒黄色，去豆不用，取皮同众药为末。每服二钱，水一盏，煎三五沸，临卧温服。

海马拔毒散：治疔疮发背恶疮有奇效。用海马（炙黄）一对，穿山甲（黄土炒）、朱砂、水银各一钱，雄黄三钱，龙脑、麝香各少许为末，入水银研不见星。每以少许点之，一日一点，毒自出也。秘传外科。

鲍鱼

【释名】薨鱼、萧折鱼、干鱼。

时珍曰：鲍，即今之干鱼也。鱼之可包者，故字从包。《礼记》谓之薨，《魏武食制》谓之萧折，皆以萧蒿承曝而成故也。其淡压为腊者，曰淡鱼，曰鱐鱼。以物穿风干者，曰法鱼，曰鮿鱼。其以盐渍成者，曰腌鱼，曰咸鱼，曰鲍鱼，曰鳇鱼。今俗通呼曰干鱼。旧注混淆不明，令并削正于下。

【集解】《别录》曰：鲍鱼辛臭，勿令中咸。

时珍曰：《别录》既云勿令中咸，即是淡鱼无疑矣。诸注反自多事。按：《周礼注》云：鲍鱼，以鱼置楅室中用糗干之而成。楅室，土室也。张耒《明道杂志》云：汉阳、武昌多鱼，土人剖之，不用盐，曝干作淡鱼，载至江西卖之。饶、信人饮食祭享，无此则非盛礼。虽臭腐可恶，而更以为奇。据此则鲍即淡鱼，益可证矣。但古今治法不同耳。又苏氏所谓海中一种鲍鱼，岂顾野王所载海中鮇鱼似鲍者耶？不然，即今之白鲞也。鲞亦干鱼之总称也。又今淮人以鲫作淡法鱼颇佳。入药亦当以石首鲫鱼者为胜。若汉、沔所造者，鱼性不一，恐非所宜。其咸鱼近时亦有用者，因附之。

【正误】保升曰：鱼口小背黄者，名鲍鱼。

时珍曰：按鮧鱼注所引，是鮠鱼，非鲍鱼也，盖鮠、鲍字误耳。

▷肉

【气味】辛，臭，温，无毒。

时珍曰：李九华云：妊妇食之，令子多疾。

【主治】坠堕骽蹶，踠折，瘀血、血痹在四肢不散者，女子崩中血不止。

煮汁，治女子血枯病伤肝，利肠。同麻仁、葱、豉煮羹，通乳汁。

【附方】妊娠感寒：腹痛。干鱼一枚烧灰，酒服方寸匕，取汗瘥。

▷头

【主治】煮汁，治眯目。烧灰，疗疔肿瘟气。

【附方】杂物眯目：鲍鱼头二枚，地肤子半合，水煮烂。取汁注目中，即出。

鱼脐疔疮：似新火针疮，四边赤，中央黑。可针刺之，若不大痛，即杀人也。用腊月鱼头灰、发灰等分，以鸡溏屎和，涂之。

预辟瘟疫：鲍鱼头烧灰方寸匕，合小豆七枚末，米饮服之，令瘟疫气不相染也。

▷鱼

【气味】咸，温，无毒。

【主治】小儿头疮出脓水。以麻油煎熟，取油频涂。

【本草纲目】

第七部

兽部

本草纲目

狗

【释名】犬、地羊。

时珍曰：狗，叩也。吠声有节，如叩物也。或云为物苟且，故谓之狗，韩非云『蝇营狗苟』是矣。卷尾有悬蹄者为犬，犬字象形，故孔子曰：视犬字如画狗。齐人名地羊。俗又讳之以龙，称狗有乌龙、白龙之号。许氏《说文》云：多毛曰龙，长喙曰猃，短喙曰猲，去势曰猗，高四尺曰獒，狂犬曰猘。生一子曰獴曰獑，二子曰狮，三子曰㹤。

【集解】时珍曰：狗类甚多，其用有三：田犬长喙善猎，吠犬短喙善守，食犬体肥供馔。凡《本草》所用，皆食犬也。犬以三月而生，在畜属木，在卦属艮，在禽应娄星。豺见之跪，虎食之醉，犬食番木鳖则死，物性制伏如此。又辽东有鹰背狗，乃鹰产三卵，一鹰一雕一犬也。以禽乳兽，古所未闻。又有老木之精，状如黑狗而无尾，名曰彭侯，可以烹食。无情化有情，精灵之变也。

▷肉

【气味】咸、酸，温，无毒。反商陆，畏杏仁。同蒜食，损人。同菱食，生癫。

【主治】安五脏，补绝伤，轻身益气。

宜肾。

补胃气，壮阳道，暖腰膝，益气力。

补五劳七伤，益阳事，补血脉，浓肠胃，实下焦，填精髓，和五味煮，空心食之。凡食犬若去血，则力少不益人。

【发明】时珍曰：脾胃属土，喜暖恶寒。犬性温暖，能治脾胃虚寒之疾。脾胃温和，而腰肾受荫矣。若素常气壮多火之人，则宜忌之。丹溪独指阴虚立说，矫枉过偏也。济生治真阳虚惫诸虚证，有黄犬肉丸，药多不载。

【附方】脾胃虚冷，腹满刺痛：肥狗肉半斤，以米同盐、豉煮粥，频食一两顿。

气水鼓胀：狗肉一斤切，和米煮粥，空腹食之。

浮肿尿涩：肥狗肉五斤熟蒸，空腹食之。

痔漏有虫：《钤方》：用狗肉煮汁，空腹服，能引虫也。危氏：用熟犬肉蘸浓蓝汁，空心食，七日效。

▷脑

【主治】头风痹，鼻中息肉，下部䘌疮。

犬咬伤，取本犬脑敷之，后不复发。

【附方】眉发火瘢不生者：蒲灰，以正月狗脑和敷，日三，则生。

▷胆

【气味】苦，平，有小毒。

【主治】明目。

鼎曰：上伏日采胆，酒服之。

敷痂疡恶疮。

疗鼻齆。

主鼻衄、聤耳，止消渴，杀虫，除积，能破血。凡血气痛及伤损者，热酒服半个，瘀血尽下。

治刀箭疮。

去肠中脓水。又和通草、桂为丸服，令人隐形。

【发明】慎微曰：按：《魏志》云：河内太守刘勋女病左膝疮痒。华佗视之，用绳系犬后足不得行，断犬腹取胆向疮口，须臾有虫若蛇从疮上出，长三尺，病愈也。

【附方】眼赤涩痒：犬胆汁注目中，效。

肝虚目暗：白犬胆一枚，萤火虫二七枚，阴干为末，点之。

目中脓水：上伏日采犬胆，酒服之。

聤耳出脓：用狗胆一枚，枯矾一钱，调匀。绵裹塞耳内，三四次即瘥。

拔白换黑：狗胆汁涂之。

血气撮痛不可忍者：用黑狗胆一个（半干半湿）剜开，以篦子排丸绿豆大，蛤粉滚过。每服五丸，以烧生铁淬酒送下，痛立止。

反胃吐食：不拘丈夫妇人老少，远年近日。用五灵脂末，黄狗胆汁和，丸龙眼大。每服一丸，好酒半盏磨化服。不过三服，即效。

赤白下痢：腊月狗胆一百枚，每枚入黑豆充满，麝香少许。每服一枚，赤以甘草、白以干姜汤送下。

▷牡狗阴茎

【释名】狗精。

六月上伏日取，阴干百日。

【气味】咸，平，无毒。

思邈曰：酸。

【主治】伤中，阴痿不起，令强热大，生子，除女子带下十二疾。

治绝阳及妇人阴痿。

补精髓。

羊

【校正】《别录》另出羊乳，今并为一。

【释名】羝、羯。

【集解】《别录》曰：羖羊生河西。

时珍曰：生江南者为吴羊，头身相等而毛短。生秦晋者为夏羊，头小身大而毛长。土人二岁而剪其毛，以为毡物，谓之绵羊。广南英州一种乳羊，食仙茅，极肥，无复血肉之分，食之甚补人。诸羊皆孕四月而生。其目无神，其肠薄而萦曲。在畜属火，故易繁而性热也。在卦属兑，故外柔而内刚也。其性恶湿喜燥，食钩吻而肥，食仙茅而肪，食仙灵脾而淫，食踯躅而死。物理之宜忌，不可测也。契丹以其骨占灼，谓之羊卜，亦有一灵耶？其皮极薄，南番以书字，吴人以画采为灯。

▷羊肉

【气味】苦、甘，大热，无毒。

诜曰：温。

时珍曰：热病及天行病、疟疾病后食之，必发热致危。妊妇食之，令子多热。白羊黑头、黑羊白头、独角者，并有毒，食之生痈。《礼》曰：羊泠毛而毳者膻。又曰：煮羊以杏仁或瓦片则易糜，以胡桃则不臊，以竹鼺则助味。中羊毒者，饮甘草汤则解。铜器煮之，男子损阳，女子暴下。物性之异如此，不可不知。

【主治】缓中，字乳余疾，及头脑大风汗出，虚劳寒冷，补中益气，安心止惊。

止痛，利产妇。

治风眩瘦病，丈夫五劳七伤，小儿惊痫。

开胃健力。

【发明】颂曰：肉多入汤剂。《胡洽方》有大羊肉汤，治妇人产后大虚，心腹绞痛厥逆，医家通用大方也。

时珍曰：按：《开河记》云：隋大总管麻叔谋病风逆，起坐不得。炀帝命太医令巢元方视之。曰：风入腠理，病在胸臆。须用嫩肥羊蒸熟，掺药食之，则瘥。如其言，未尽剂而瘥。

自后每杀羊羔，同杏酪、五味日食数枚。观此则羊肉补虚之功，益可证矣。

【附方】羊肉汤：张仲景治寒劳虚羸，及产后心腹疝痛。用肥羊肉一斤，水一斗，煮汁八升，入当归五两，黄耆八两，生姜六两，煮取二升，分四服。《胡洽方》无黄耆，《千金方》有芍药。

产后虚羸腹痛，冷气不调，及脑中风汗自出：白羊肉一斤，切治如常，调和食之。

壮阳益肾：用白羊肉半斤切生，以蒜、薤食之。三日一度，甚妙。

五劳七伤虚冷：用肥羊肉一腿，密盖煮烂，绞取汁服，并食肉。

骨蒸久冷：羊肉一斤，山药一斤，各烂煮研如泥，下

米煮粥食之。

胃寒下痢：羊肉一斤，莨菪子末一两和，以绵裹纳下部。二度瘥。

损伤青肿：用新羊肉贴之。

消渴利水：羊肉一脚，瓠子六枚，姜汁半合，白面二两，同盐、葱炒食。

伤目青肿：羊肉煮熟，熨之。

小儿嗜土：买市中羊肉一斤，令人以绳系，于地上拽至家，洗净，炒炙食。或煮汁亦可。

▷头蹄

【气味】甘，平，无毒。

大明曰：凉。

震亨曰：羊头、蹄肉，性极补水。水肿人食之，百不一愈。

【主治】风眩瘦疾，小儿惊痫。

脑热头眩。

安心止惊，缓中止汗补胃，治丈夫五劳骨热。热病后宜食之，冷病患勿多食。孟诜《心镜》云：以上诸证，并宜白羊头，或蒸或煮，或作脍食。

疗肾虚精竭。

【附方】老人风眩：用白羊头一具，如常治，食之。

五劳七伤：白羊头、蹄一具净治，更以稻草烧烟，熏令黄色，水煮半熟，纳胡椒、荜茇、干姜各一两，葱、豉各一升，再煮去药食。日一具，七日即愈。

虚寒腰痛：用羊头、蹄一具，草果四枚，桂一两，生姜半斤，哈昔泥一豆许，胡椒煮食。

▷脂

【气味】甘，热，无毒。《丹房镜源》云：柔银软铜。

【主治】生脂：止下痢脱肛，去风毒，妇人产后腹中绞痛。

治鬼疰。《胡治方》有青羊脂丸。

去游风及黑䵟。

熟脂：主贼风痿痹飞尸，辟瘟气，止劳痢，润肌肤，杀虫治疮癣。入膏药，透肌肉经络，彻风热毒气。

【附方】下痢腹痛：羊脂、阿胶、蜡各二两，黍米二升，煮粥食之。

妊娠下痢：羊脂如棋子大十枚，温酒一升顿服，日三。

脾横爪赤：煎羊脂摩之。

产后虚羸：令人肥白健壮。羊脂二斤，生地黄汁一斗，姜汁五升，白蜜三升，煎如饴。温酒服一杯，日三。

妇人阴脱：煎羊脂频涂之。

发背初起：羊脂、猪脂切片，冷水浸贴，热则易之。数

日瘥。

牙齿疳䘌：黑羊脂、莨菪子等分，入杯中烧烟，张口熏之。

小儿口疮：羊脂煎薏苡根涂之。

豌豆如疥：赤黑色者。煎青羊脂摩之。

赤丹如疥：不治杀人。煎青羊脂摩之，数次愈。

误吞钉针：多食肥羊脂，久则自出。

▷血

【气味】咸，平，无毒。

时珍曰：按：夏子益《奇疾方》云：凡猪、羊血久食，则鼻中毛出，昼夜长五寸，渐如绳，痛不可忍，摘去复生。惟用乳石、砂等分为丸，空心，临卧各一服，水下，十丸，自落也。

【主治】女人中风血虚闷，及产后血晕，闷欲绝者，热饮一升即活。

热饮一升，治产后血攻，下胎衣，治猝惊九窍出血，解莽草毒、胡蔓草毒，又解一切丹石毒发。

【发明】时珍曰：《外台》云：凡服丹石人，忌食羊血十年，一食前功尽亡。此物能制丹砂、水银、轻粉、生银、硇砂、砒霜、硫黄乳、石钟乳、空青、曾青、云母石、阳起石、孔公蘖等毒。凡觉毒发，刺饮一升即解。又服地黄、何首乌诸补药者，亦忌之。《岭表录》异言其能解胡蔓草毒。羊血解毒之功用如此，而《本草》并不言及，诚缺文也。

【附方】衄血一月不止：刺羊血热饮即瘥。

产后血攻或下血不止：心闷面青，身冷欲绝者。新羊血一盏饮之，三两服妙。

大便下血：羊血煮熟，拌醋食，最效。

硫黄毒发气闷：用羊血热服一合效。

妊娠胎死：不出，及胞衣不下，产后诸疾狼狈者：刺羊血热饮一小盏，极效。

▷乳

【气味】甘，温，无毒。

【主治】补寒冷虚乏。

润心肺，治消渴。

疗虚劳，益精气，补肺、肾气，和小肠气。合脂作羹食，补肾虚，及男女中风。

利大肠，治小儿惊痫。含之，治口疮。

主心猝痛，可温服之。又蚰蜒入耳，灌之即化成水。

治大人干呕及反胃，小儿哕啘及舌肿，并时时温饮之。

解蜘蛛咬毒。

颂曰：刘禹锡《传信方》云：贞元十一年，崔员外

言：有人为蜘蛛咬，腹大如妊，遍身生丝，其家弃之，乞食于道。有僧教啖羊乳，未几疾平也。

【发明】弘景曰：牛羊乳实为补润，故北人食之多肥健。恭曰：北人肥健，由不啖咸腥，方土使然，何关饮乳？陶以未达，故屡有此言。时珍曰：方土饮食，两相资之。陶说固偏，苏说亦过。丹溪言反胃人宜时时饮之，取其开胃脘、大肠之燥也。

【附方】小儿口疮：羊乳细滤入含之，数次愈。漆疮作痒：羊乳敷之。面黑令白：白羊乳三斤，羊胰三副，和捣。每夜洗净涂之，旦洗去。

▷脑

【气味】有毒。诜曰：发风病。和酒服，迷人心，成风疾。男子食之，损精气，少子。白羊黑头，食其脑，作肠痈。

【主治】入面脂手膏，润皮肤，去䵟黯，涂损伤、丹瘤、肉刺。

【附方】发丹如瘤：生绵羊脑，同朴硝研，涂之。足指肉刺：刺破，以新酒酢和羊脑涂之，一合愈。

▷髓

【气味】甘，温，无毒。

【主治】男子女人伤中，阴阳气不足，利血脉，益经气，以酒服之。却风热，止毒。久服不损人。润肺气，泽皮毛，灭瘢痕。《删繁》治肺虚毛悴，酥髓汤中用之。

【附方】肺痿骨蒸：炼羊脂、炼羊髓各五两煎沸，下炼蜜及生地黄汁各五合，生姜汁一合，不住手搅，微火熬成膏。每日空心温酒调服一匙，或入粥食。目中赤翳：白羊髓敷之。舌上生疮：羊胫骨中髓，和胡粉涂之，妙。

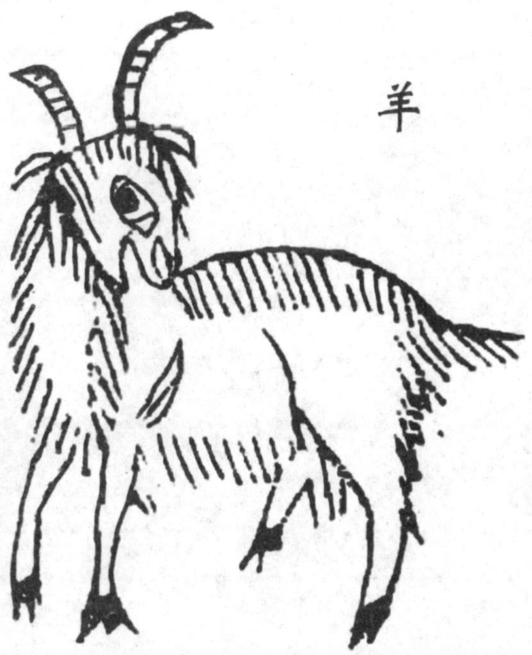

羊

痘痂不落，痘疮痂不落，灭瘢方：用羊䯗骨髓（炼）一两，轻粉一钱，和成膏，涂之。

▷心

【气味】甘，温，无毒。《日华》曰：有孔者杀人。

【主治】止忧恚膈气。补心。

【附方】心气郁结：羊心一枚，咱夫兰（即回回红花）三钱，浸玫瑰水一盏，入盐少许，徐徐涂心上，炙熟食之，令人心安多喜。

▷肺

【气味】同心。诜曰：自三月至五月，其中有虫，状如马尾，长二三寸。须去之，不去令人痢下。

【主治】补肺，止咳嗽。伤中，补不足，去风邪。治渴，止小便数，同小豆叶煮食之。通肺气，利小便，行水解蛊。

【附方】久嗽肺痿作燥：羊肺汤：用羊肺一具洗净，以杏仁、柿霜、真豆粉、真酥各一两，白蜜二两，和匀，灌肺中，白水煮食之。咳嗽上气，积年垂死：用莨菪子（炒）、熟羊肺（切曝）等分为末，以七月七日醋拌。每夜不食，空腹服二方寸匕，粥饮下。隔日一服。小便频数：下焦虚冷也。羊肺一具（切）作羹，入少羊肉，和盐、豉食。不过三具效。渴利不止：羊肺一具，入少肉和盐、豉作羹食。不过三具愈。解中蛊毒：生羊肺一具割开，入雄黄、麝香等分，吞之。

▷肾

【气味】同心。

【主治】补肾气虚弱，益精髓。补肾虚耳聋阴弱，壮阳益胃，止小便，治虚损盗汗。合脂作羹，疗劳痢甚效。蒜、薤食之一升，疗症瘕。治肾虚消渴。

【发明】时珍曰：《千金》《外台》《深师》诸方，治肾虚劳损，消渴脚气，有肾沥汤方甚多，皆用羊肾煮汤煎药。盖用为引向，各从其类也。

【附方】下焦虚冷：脚膝无力，阳事不行。用羊肾一枚煮熟，和米粉六两，炼成乳粉，空腹食之，妙。肾虚精竭：炮羊肾一双切，于豉汁中，以五味、米糅作羹、粥食。

胁破肠出：以香油抹手送入，煎人参、枸杞子汁温淋之。吃羊肾粥十日，即愈。

▷肝

【气味】苦，寒，无毒。

颂曰：温。

弘景曰：合猪肉及梅子、小豆食，伤人心。

思邈曰：合生椒食，伤人五脏，最损小儿。合苦笋食，病青盲。妊妇食之，令子多厄。

【主治】补肝，治肝风虚热，目赤暗痛，热病后失明，并用子肝七枚，作生食，神效。亦切片水浸贴之。

解蛊毒。

【发明】时珍曰：按：倪维德《原机启微集》云：羊肝补肝，肝与肝合，引入肝经。故专治肝经受邪之病。今羊肝丸治目有效，可征。

【附方】目热赤痛，看物如隔纱：宜补肝益睛。用青羊肝一具切洗，和五味食之。

肝虚目赤：青羊肝，薄切水浸，吞之极效。

病后失明：方同上。

小儿赤眼：羊肝切薄片，井水浸贴。

翳膜羞明有泪：肝经有热也。用青羊子肝一具（竹刀切），和黄连四两，为丸梧桐子大。食远茶清下七十丸，日三服。忌铁器、猪肉、冷水。

小儿痫疾：青羊肝一具，薄切水洗，和五味、酱食之。

▷胆

【气味】苦，寒，无毒。

【主治】青盲，明目。

点赤障、白翳、风泪眼，解蛊毒。

疗疳湿，时行热熛疮，和醋服之，良。

治诸疮，能生人身血脉。

同蜜蒸九次，点赤风眼，有效。

【发明】时珍曰：肝开窍于目，胆汁减则目暗。目者，肝之外候，胆之精华也。故诸胆皆治目病。《夷坚志》载：二百味草花膏：治烂弦风赤眼，流泪不可近光，及一切暴赤目疾。用羯羊胆一枚，入蜂蜜于内蒸之，候干研为膏。每含少许，并点之。一日泪止，二日肿消，三日痛定。盖羊食百草，蜂采百花，故有二百花草之名。又张三丰真人碧云膏：腊月取羯羊胆十余枚，以蜜装满，纸套笼住，悬檐下，待霜出扫下，点之神效也。

【附方】病后失明：羊胆点之，日二次。

大便秘塞：羊胆汁灌入即通。

目为物伤：羊胆二枚，鸡胆三枚，鲤鱼胆二枚，和匀，日日点之。

面黑皯疱：羖羊胆、牛胆各一个，淳酒三升，煮三沸，夜夜涂之。

产妇面䵟：产妇面如雀卵色。以羊胆、猪胰、细辛等分，煎三沸。夜涂，旦以浆水洗之。

代指作痛：崔氏云：代指乃五脏热注而然。刺热汤中七度，刺冷水中。又复如此三度，即以羊胆涂之，立愈甚效。

小儿疳疮：羊胆二枚，和酱汁灌下部。

▷胃

【气味】甘，温，无毒。

思邈曰：羊肚和饭饮久食，令人多唾，喜吐清水，成反胃，作噎病。

【主治】胃反，止虚汗，治虚羸，小便数，作羹食，三五瘥。

【附方】久病虚羸：不生肌肉，水气在胁下，不能饮食，四肢烦热者。用羊胃一枚（切），白术一升（切），水二斗，煮九升，分九服，日三。不过三剂瘥。

补中益气：羊肚一枚，羊肾四枚，地黄三两，干姜、昆布、地骨皮各二两，白术、桂心、人参、厚朴、海藻各一两五钱，甘草、秦椒各六钱，为末，同肾入肚中，缝合蒸熟，捣烂晒为末。酒服方寸匕，日二。

中风虚弱：羊肚一具，粳米二合，和椒、姜、豉、葱作羹食之。

胃虚消渴：羊肚烂煮，空腹食之。

下虚尿床：羊肚盛水令满，线缚两头，煮熟，即开取中水顿服之，立瘥。

项下瘰疬：用羊膍胵，烧灰，香油调敷。

蛇伤手肿：新剥羊肚一个（带粪），割一口，将手入浸，即时痛止肿消。

牛

【校正】《别录》上品牛乳，《拾遗》犊脐屎，今并为一。

【集解】时珍曰：牛有犊牛、水牛二种。犊牛小而水牛大。犊牛有黄、黑、赤、白、驳杂数色。水牛色青苍，大腹锐头，其状类猪，角若担茅，能与虎斗，亦有白色者，郁林人谓之周留牛。又广南有稷牛，即果下牛，形最卑小，《尔雅》谓之犤牛，《王会篇》谓之纨牛是也。牛齿有下无上，察其齿而知其年，三岁二齿，四岁四齿，五岁六齿，六岁以后，每年接脊骨一节也。牛耳聋，其听以鼻。牛瞳竖而不横。其声曰牟，项垂曰胡，蹄肉曰衛，百

叶曰膍，角胎曰鳃，鼻木曰拳，嚼草复出曰齝，腹草未化曰圣齑。牛在畜属土，在卦属坤，土缓而和，其性顺也。《造化权舆》云：乾阳为马，坤阴为牛，故马蹄圆，牛蹄坼。马病则卧，阴胜也；牛病则立，阳胜也。马起先前足，卧先后足，从阳也；牛起先后足，卧先前足，从阴也。独以乾健坤顺为说，盖知其一而已。

▷黄牛肉

【气味】甘，温，无毒。

时珍曰：张仲景云：啖蛇牛，毛发白而后顺者是也。人乳可解其毒。《内则》云：牛夜鸣则痈（臭不可食）。病死者有大毒，令人生疔暴亡。《食经》云：牛自死、白首者食之杀人。疥牛食之发痒，黄牛、水牛肉，合猪肉及黍米酒食，并生寸白虫；合韭、薤食，令人热病；合生姜食，损齿。煮牛肉，入杏仁、芦叶易烂，相宜。

【主治】安中益气，养脾胃。

补益腰脚，止消渴及唾涎。

【发明】时珍曰：韩忞言：牛肉补气，与黄耆同功。观丹溪朱氏《倒仓法论》而引触类，则牛之补土，可心解矣。今天下日用之物，虽严法不能禁，亦因肉甘而补，皮角有用也。朱震亨《倒仓论》曰：肠胃为积谷之室，故谓之仓。倒者，推陈以致新也。胃属土，受物而不能自运。七情五味，有伤中宫，停痰积血，互相缠纠。发为瘫痪，为劳瘵，为蛊胀，成形成质，为窠为臼，以生百病而中宫愆和，自非丸散所能去也。此方出自西域异人。其法：用黄肥牡牛肉二十斤，长流水煮成糜，去滓滤取液，再熬成琥珀色收之。每饮一钟，随饮至数十钟，寒月温饮。病在上则令吐，在下则令利，在中则令吐而利，在人活变。吐利后渴，即服其小便一二碗，亦可荡涤余垢。睡二日，乃食淡粥。养半月，即精神强健，沉疴悉亡也。须五年忌牛肉。盖牛，坤土也。黄，土色也。以顺德配乾牡之用也。肉者胃之药也，熟而为液，无形之物也。故能由肠胃而透肌肤，毛窍爪甲，无所不到。在表者因吐而得汗，在清道者自吐而去，在浊道者自利而除。有如洪水泛涨，陈莝顺流而去，盎然焕然，润泽枯槁，而有精爽之乐也。

【附方】腹中癖积：黄牛肉一斤，恒山三钱，同煮熟。食肉饮汁，癖必自消，甚效。

牛皮风癣：每五更炙牛肉一片食，以酒调轻粉敷之。

▷水牛肉

【气味】甘，平，无毒。

《日华》曰：冷，微毒。宜忌同黄牛。

【主治】消渴，止啘泄，安中益气，养脾胃。

补虚壮健，强筋骨，消水肿，除湿气。

【附方】水肿尿涩：牛肉一斤熟蒸，以姜、醋空心食之。

手足肿痛：伤寒时气，毒攻手足，肿痛欲断。生牛肉裹之，肿消痛止。

▷头蹄

【气味】凉。

《食经》云：患冷人勿食蹄中巨筋。多食令人生肉刺。

【主治】下热风。

【附方】水肿胀满，小便涩者：用水牛蹄一具去毛，煮汁作羹，蹄切食之。或以水牛尾一条，细切，作腊食，或煮食亦佳。

▷皮

【主治】水气浮肿，小便涩少。以皮蒸熟，切入豉汁食之。

熬胶最良。

▷乳

【气味】甘，微寒，无毒。

时珍曰：凡取，以物撞之则易得。余详乳酪下。制秦艽、不灰木。

【主治】补虚羸，止渴。

养心肺，解热毒，润皮肤。

冷补，下热气。和蒜煎沸食，去冷气痃癖。

患热风人宜食之。

老人煮食有益。入姜、葱，止小儿吐乳，补劳。

治反胃热哕，补益劳损，润大肠，治气痢，除疸黄，老人煮粥甚宜。

【发明】震亨曰：反胃噎膈，大便燥结，宜牛、羊乳时时咽之，并服四物汤为上策。不可用人乳，人乳有饮食之毒，七情之火也。

时珍曰：乳煎荜茇，治气痢有效。盖一寒一热，能和阴阳耳。按：《独异志》云：唐太宗苦气痢，众医不效，下诏访问。金吾长张宝藏因此疾，即具疏以乳煎荜茇方上，服之立愈。宣下宰臣与五品官。魏徵难之，逾月不拟。上疾复发，复进之又平。因问左右曰：进方人有功，未见除授何也？徵惧曰：未知文武二吏。上怒曰：治得宰相，不妨授三品，我岂不及汝耶？即命与三品文官，授鸿胪寺卿。其方用牛乳半斤，荜茇三钱，同煎减半，空腹顿服。

【附方】风热毒气：煎过牛乳一升，生牛乳一升，和匀。空腹服之，日三服。

补益劳损：《千金翼》：崔尚书方：钟乳粉三两，袋

盛，以牛乳一升，煎减三分之一，去袋饮乳，日三。又方：白石英末三斤，和黑豆，与十岁以上生犊牸牛食，每日与一两。七日，取牛乳，或热服一升，或作粥食。其粪以种菜食。百无所忌，能润脏腑，泽肌肉，令人壮健。

▷髓

【气味】甘，温，无毒。

【主治】补中，填骨髓。久服增年。

安五脏，平三焦，续绝伤，益气力，止泄利，去消渴，皆以清酒暖服之。

平胃气，通十二经脉。

治瘦病，以黑牛髓、地黄汁、白蜜等分，煎服。

润肺补肾，泽肌悦面，理折伤，擦损痛，甚妙。

【附方】补精润肺，壮阳助胃：用炼牛髓四两，胡桃肉四两，杏仁泥四两，山药末半斤，炼蜜一斤，同捣成膏，以瓶盛汤煮一日。每服一匙，空心服之。

劳损风湿：陆抗膏：用牛髓、羊脂各二升，白蜜、姜汁、酥各三升，煎三上三下，令成膏。随意以温酒和服之。

手足皴裂：牛髓敷之。

▷脑

【气味】甘，温，微毒。

《心镜》曰：牛热病死者，勿食其脑，令生肠痈。

【主治】风眩消渴。

脾积痞气。润皴裂，入面脂用。

【附方】吐血咯血，五劳七伤：用水牛脑一枚（涂纸上阴干），杏仁（煮去皮）、胡桃仁、白蜜各一斤，香油四两，同熬干为末。每空心烧酒服二钱匕。

偏正头风，不拘远近，诸药不效者，如神：用白芷、川芎各三钱，为细末。以黄牛脑子搽末在上，瓷器内加酒顿熟，乘热食之，尽量一醉。醒则其病如失，甚验。

脾积痞气：牛脑丸：治男妇脾积痞病，大有神效。黄牸牛脑子一个（去皮、筋，擂烂），皮硝末一斤，蒸饼六个（晒研），和匀，糊丸梧子大。每服三十丸，空心好酒下，日三服。百日有验。

▷喉

【主治】小儿呷气。

疗反胃吐食，取一具去膜及两头，逐节以醋浸炙燥，烧存性，每服一钱，米饮下，神效。

【发明】时珍曰：牛喉咙治呷气、反胃，皆以类相从也。按：《普济方》云：反胃吐食，药、食俱不下，结肠三五日至七八日，大便不通，如此者必死。昔全州周禅师得正胃散方于异人，十痊八九，君子收之，可济人命。用白水牛喉一条，去两头节并筋、膜、脂、肉，节节取下如阿胶黑片，收之。临时旋炙，用米醋一盏浸之，微火炙干淬之，再炙再淬，醋尽为度。研末，浓纸包收。或遇阴湿时，微火烘之再收。遇此疾，每服一钱，食前陈米饮调下。轻者一服立效。

▷牛角

【释名】角胎䚡。

时珍曰：此即角尖中坚骨也。牛之有䚡，如鱼之有鳃，故名。胎者，言在角内也。

【气味】苦，温，无毒。

甄权曰：苦、甘。

【主治】下闭血瘀血疼痛，女人带下血。燔之，酒服。

烧灰，主赤白痢。

黄牛者烧之，主妇人血崩，大便下血，血痢。

水牛者烧之，止妇人血崩，赤白带下，冷痢泻血，水泄。

治水肿。

【发明】时珍曰：牛角䚡，筋之粹，骨之余，而又角之精也。乃厥阴、少阴血分之药，烧之则性涩，故止血痢、崩中诸病。

【附方】大肠冷痢：牛角䚡烧灰，粥饮服二钱，日二次。

小儿滞下：牛角胎烧灰，水服三方寸匕。

大便下血：黄牛角䚡一具，煅末，食前浓煮豉汁，服二钱，日三，神效。

赤白带下：牛角䚡（烧令烟断）、附子（以盐水浸七度去皮）等分为末。每空心酒服二钱匕。

鼠乳痔疾：牛角䚡烧灰，酒服方寸匕。

蜂虿螫疮：牛角䚡烧灰，醋和敷之。

马

【校正】《别录》上品出马乳，今并为一。

【集解】《别录》曰：马出云中平泽。

时珍曰：《别录》以云中马为良。云中，今大同府也。大抵马以西北方者为胜，东南者劣弱不及。马应月，故十二月而生。其年以齿别之。在畜属火，在辰属午。或云：在卦属乾，属金。马之眼光照人全身者，其齿最少；光愈近，齿愈大。马食杜衡善走，食稻则足重，食鼠屎则腹胀，食鸡粪则生骨眼。似僵蚕、乌梅拭牙则不食，得桑叶乃解。挂鼠野狼皮于槽亦不食。遇海马骨则不行。以猪槽饲马，锻石灰泥马槽，马汗着门，并令马落驹。系猕猴于厩，辟马病。皆物理当然耳。

▷肉

【气味】辛、苦，冷，有毒。

【主治】伤中，除热下气，长筋骨，强腰脊，壮健，强志轻身，不饥。作脯，治寒热痿痹。

煮汁，洗头疮白秃。

【附方】豌豆疮毒：马肉煮清汁，洗之。

驴

【释名】时珍曰：驴，胪也。胪，腹前也。马力在膊，驴力在胪也。

【集解】时珍曰：驴，长颊广额，磔耳修尾，夜鸣应更，性善驮负，有褐、黑、白三色，入药以黑者为良。女直、辽东出野驴，似驴而色驳，鬃尾长，骨骼大，食之功与驴同。西土出山驴，有角如羚羊。东海岛中出海驴，能入水不濡。又有海马、海牛、海猪、海獾等物，其皮皆供用。

藏器曰：海驴、海马、海牛皮毛在陆地，皆候风潮则毛起。物性如此。

▷肉

【气味】甘，凉，无毒。

思邈曰：酸，平。

吴瑞曰：食驴肉，饮荆芥茶，杀人。

【主治】解心烦，止风狂。酿酒，治一切风。

主风狂，忧愁不乐，能安心气。同五味煮食，或以汁作粥食。

补血益气，治远年劳损，煮汁空心饮。疗痔引虫。

野驴肉功同。

【发明】宗奭曰：驴肉食之动风，脂肥尤甚，屡试屡验。《日华子》以为止一切风狂，未可凭也。

▷阴茎

【气味】甘，温，无毒。

【主治】强阴壮筋。

▷皮

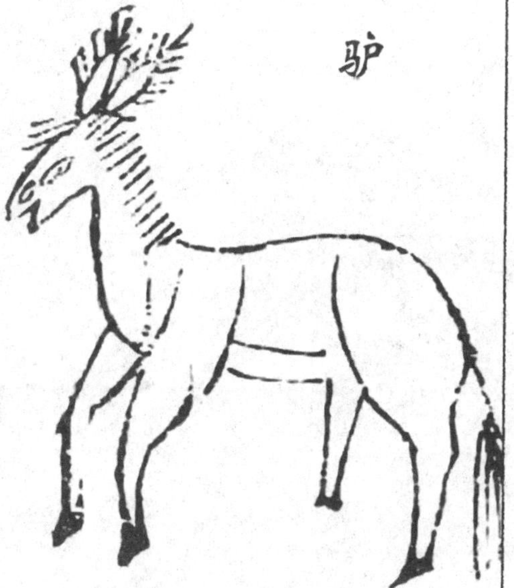

驴

【主治】煎胶食之，治一切风毒，骨节痛，呻吟不止。和酒服更良。

胶食，主鼻洪吐血，肠风血痢，崩中带下。其生皮，覆疟疾人，良。

详见阿胶。

【附方】中风㖞僻，骨疼烦躁者：用乌驴皮燖毛，如常治净蒸熟，入豉汁中，和五味煮食。

牛皮风癣：生驴皮一块，以朴硝腌过，烧灰，油调搽之，名一扫光。

阿胶

【释名】傅致胶。

时珍曰：阿井，在今山东兖州府阳谷县东北六十里，即古之东阿县也。有官舍禁之。郦道元《水经注》云：『东阿有井大如轮，深六七丈，岁常煮胶以贡天府』者，即此也。其井乃济水所注，取井水煮胶，用搅浊水则清。故人服之，下膈疏痰止吐。盖济水清而重，其性趋下，故治淤浊及逆上之痰也。

【集解】《别录》曰：阿胶出东平郡东阿县，煮牛皮作之。

时珍曰：凡造诸胶，自十月至二三月间，用挲牛、水牛、驴皮者为上，猪、马、骡、驼皮者次之，其旧皮、鞋、履等物者为下。俱取生皮，水浸四五日，洗刮极净。熬煮，时时搅之，恒添水。至烂，滤汁再熬成胶，倾盆内待凝，近盆底者名坌胶，煎胶水以咸苦者为妙。大抵古方所用多是牛皮，后世乃贵驴皮。若伪者皆杂以马皮、旧革、鞍、靴之类，其气浊臭，不堪入药。当以黄透如琥珀色，或光黑如瑿漆者为真。真者不作皮臭，夏月亦不湿软。

【修治】时珍曰：今方法或炒成珠，或以面炒，或以酥炙，或以蛤粉炒，或以草灰炒，或酒化成膏，或水化膏，当各从本方。

【气味】甘，平，无毒。

《别录》曰：微温。

【主治】心腹内崩，劳极洒洒如疟状，腰腹痛，四肢酸痛，女子下血，安胎。久服，轻身益气。

丈夫小腹痛，虚劳羸瘦，阴气不足，脚酸不能久立，养肝气。

坚筋骨，益气止痢。

颂曰：止泄痢，得黄连、蜡尤佳。

【发明】藏器曰：诸胶皆主风、止泄、补虚，而驴皮主风为最。

时珍曰：阿胶大要只是补血与液，故能清肺益阴而治诸证。按：陈自明云：补虚用牛皮胶，去风用驴皮胶。成无己云：阴不足者补之以味，阿胶之甘以补阴血。

【附方】瘫缓偏风：治瘫缓风及诸风，手脚不遂，腰脚无力者。驴皮胶微炙熟。先煮葱豉粥一升，别贮。又以水一升，煮香豉二合，去滓入胶，更煮七沸，胶烊如饧，顿服之。及暖，吃葱豉粥。如此三四剂即止。若冷吃粥，令人呕逆。

肺风喘促：涎潮眼窜。用透明阿胶切炒，以紫苏、乌梅肉（焙研）等分，水煎服之。

老人虚秘：阿胶（炒）二钱，葱白三根。水煎化，入蜜二匙，温服。

胞转淋沥：阿胶三两，水二升，煮七合，温服。

月水不调：阿胶一钱，蛤粉炒成珠，研末，热酒服即安。一方入辰砂末半钱。

月水不止：阿胶炒焦为末，酒服二钱。

妊娠尿血：阿胶炒黄为末，食前粥饮下二钱。

妊娠血痢：阿胶二两，酒一升半，煮一升，顿服。

妊娠胎动：《删繁》：用阿胶（炙研）二两，香豉一升，葱一升，水三升，煮二物取一升，入胶化服。《产宝》：胶艾汤：用阿胶（炒）二两，熟艾叶二两，葱白一升。水四升，煮升半，分温两服。

产后虚闷：阿胶（炒）、枳壳（炒）各一两，滑石二钱半。为末，蜜丸梧桐子大。每服五十丸，温水下。未通，再服。

久嗽经年：阿胶（炒）、人参各二两，为末。每用三钱，豉汤一盏，葱白少许，煎服，日三次。

牛黄

【释名】丑宝。

时珍曰：牛属丑，故隐其名。《金光明经》谓之瞿卢折娜。

【集解】《别录》曰：牛黄生陇西及晋地，特牛胆中得之，即阴干百日使燥，无令见日月光。

普曰：牛死则黄入胆中，如鸡子黄也。

弘景曰：旧云神牛出入鸣吼者有之，夜视有光走入牛角中，以盆水承而吐之，即堕落水中。今人多就胆中得之。一子大如鸡子黄，相重叠。药中之贵，莫复过此。一子及三二分，好者值五六千至一万也。多出梁州、益州。

【气味】苦，平，有小毒。

《日华》曰：甘，凉。

普曰：无毒。

时珍曰：《别录》言牛黄恶龙胆，而钱乙治小儿急惊疳病，凉惊丸、麝香丸皆两用之，何哉？龙胆治惊痫解热杀虫，与牛黄主治相近，亦肝经药也，不应相恶如此。

【主治】惊痫寒热，热盛狂痓，除邪逐鬼。

疗小儿百病，诸痫热，口不开，大人狂癫，又堕胎。久服，轻身增年，令人不忘。

主中风失音口噤，妇人血噤惊悸，天行时疾，健忘虚乏。

安魂定魄，辟邪魅，猝中恶，小儿夜啼。

益肝胆，定精神，除热，止惊痢，辟恶气，除百病。

清心化热，利痰凉惊。

痘疮紫色，发狂谵语者可用。

【发明】时珍曰：牛之黄，牛之病也。故有黄之牛，多病而易死。诸兽皆有黄，人之病黄者亦然。因其病在心及肝胆之间，凝结成黄，故还能治心及肝胆之病。正如人之淋石，复能治淋也。按：《宋史》云：宗泽知莱州，使者取牛黄。泽云：方春疫疠，牛饮其毒则结为黄。今和气流行，牛无黄矣。观此，则黄为牛病，尤可征矣。

【附方】初生三日去惊邪，辟恶气：以牛黄一豆许，以赤蜜如酸枣许，研匀，绵蘸令儿吮之，一日令尽。

七日口噤：牛黄为末，以淡竹沥化一字，灌之。更以猪乳滴之。

初生胎热或身体黄者：以真牛黄一豆大，入蜜调膏，乳汁化开，时时滴儿口中。形色不实者，勿多服。

小儿热惊：牛黄一杏仁大，竹沥、姜汁各一合，和匀与服。

惊痫嚼舌，迷闷仰目：牛黄一豆许研，和蜜水灌之。

小儿惊候：小儿积热毛焦，睡中狂语，欲发惊者。牛黄六分，朱砂五钱，同研。以犀角磨汁，调服一钱。

腹痛夜啼：牛黄一小豆许，乳汁化服。仍书田字于脐下。

痘疮黑陷：牛黄二粒，朱砂一分，研末。蜜浸胭脂，取汁调搽，一日一上。

狗宝

【气味】甘、咸，平，有小毒。

【主治】噎食及痈疽疮疡。

【附方】噎食病数月不愈者：用狗宝为末。每服一分，以威灵仙二两，盐二钱，捣如泥，将水一钟搅匀，去滓调服，日二。不过三日愈，后服补剂。

狗宝丸：治痈疽发背诸毒，初觉壮热烦渴者。用癞狗宝一两，腊月黑狗胆、腊月鲤鱼胆各一枚，蟾酥二钱，蜈蚣（炙）七条，硇砂、乳香、没药、轻粉、雄黄、乌金石各一钱，粉霜三钱，麝香一分，同为末。用首生男儿乳一合，黄蜡三钱，熬膏和，丸绿豆大。每服一丸或三丸，以白丁香七枚（研），调新汲水送下。暖卧，汗出为度。不过三服立效，后食白粥补之。

反胃膈气：丁丹崖祖传狗宝丸：用硫黄、水银各一钱，同炒成金色，入狗宝三钱，为末。以鸡卵一枚，去白留黄，和药搅匀，纸封泥固，煻火煨半日，取出研细。每服五分，烧酒调服，不过三服见效。

鹿

【校正】《本经》上品白胶，中品鹿茸，今并为一条。

【释名】斑龙。

时珍曰：鹿字篆文，象其头、角、身、足之形。《尔雅》云：鹿，牡曰麚，牝曰麀，其子曰麛，绝有力曰麉。斑龙名出《澹寮方》。按：《乾宁记》云：鹿与游龙相戏，必生异角。则鹿得称龙，或以此欤？梵书谓之密利迦罗。

【集解】时珍曰：鹿，处处山林中有之。马身羊尾，头侧而长，高脚而行速。牡者有角，夏至则解，大如小马，黄质白斑，俗称马鹿。牝者无角，小而无斑，毛杂黄白色，俗称麀鹿，孕六月而生子。鹿性淫，一牡常交数牝，谓之聚麀。性喜食龟，能别良草。食则相呼，行则同旅，居则环角外向以防害，卧则口朝尾闾，以通督脉。殷仲堪云：鹿以白色为正。《述异记》云：鹿千岁为苍，又五百岁为白，又五百岁为玄。玄鹿骨亦黑，为脯食之，可长生也。《埤雅》云：鹿乃仙兽，自能乐性，六十年必怀琼于角下，角有斑痕，斑痕紫色，紫色如点，行则有涎，不复急走。故曰：鹿戴玉而角斑，鱼怀珠而鳞紫。沈存中《笔谈》云：北狄有驼鹿，极大而色苍黄，无斑。角大而有文，坚莹如玉，茸亦可用。《名苑》云：鹿之大者曰麈，群鹿随之，视其尾为准。其尾能辟尘，拂毡则不蠹，置茜帛中，岁久红色不黯也。

▷鹿茸

【修治】《别录》曰：四月、五月解角时取，阴干，使时燥。

时珍曰：《澹寮》《济生》诸方，有用酥炙、酒炙，及酒蒸焙用者，当各随本方。

【发明】《抱朴子》曰：南山多鹿，每一雄游，牝百数至。春羸瘦，入夏惟食菖蒲即肥。当角解之时，其茸甚痛。猎人得之，以

索系住取茸，然后毙鹿，鹿之血未散也。

时珍曰：按熊氏《礼记疏》云：鹿是山兽，属阳，情淫而游山，夏至得阴气解角，从阳退之象；麋是泽兽，属阴，情淫而游泽，冬至得阳气而解角，从阴退之象也。

【气味】甘，温，无毒。

《别录》曰：酸，微温。

甄权曰：苦，辛。麻勃为之使。

【主治】漏下恶血，寒热惊痫，益气强志，生齿不老。

补男子腰肾虚冷，脚膝无力，夜梦鬼交，精溢自出，女人崩中漏血，赤白带下，炙末，空心酒服方寸匕。壮筋骨。

生精补髓，养血益阳，强筋健骨，治一切虚损，耳聋目暗，眩晕虚痢。

【发明】时珍曰：按：《澹寮方》云：昔西蜀药市中，尝有一道人货斑龙丸，一名茸珠丹。每大醉高歌曰：尾闾不禁沧海竭，九转灵丹都漫说。惟有斑龙顶上珠，能补玉堂关下穴。朝野遍传之。其方盖用鹿茸、鹿角胶、鹿角霜也。又戴原礼《证治要诀》：治头眩晕，甚则屋转眼黑，或如物飞，或见一为二，用茸珠丹甚效。或用鹿茸半两，无灰酒三盏，煎一盏，入麝香少许，温服亦效。云茸生于头，类之相从也。

【附方】斑龙丸：治诸虚。用鹿茸（酥炙，或酒炙亦可）、鹿角胶（炒成珠）、鹿角霜、阳起石（煅红，酒淬）、肉苁蓉（酒浸）、酸枣仁、柏子仁、黄耆（蜜炙）各一两，当归、黑附子（炮）、地黄（九蒸九焙）各八钱，辰朱砂半钱，各为末，酒糊丸梧桐子大。每空心温酒下五十丸。

鹿茸酒：治阳事虚痿，小便频数，面色无光。用嫩鹿茸一两（去毛切片）、山药（末）一两，绢袋裹，置酒瓶中，七日开瓶，日饮三盏。将茸焙作丸服。

腰膝疼痛伤败者：鹿茸涂酥炙紫为末，每温酒服一钱。

小便频数：鹿茸一对，酥炙为末。每服二钱，温酒下，日三服。

禽部

本草纲目

鹅

【释名】家雁、舒雁。

时珍曰：鹅鸣自呼。江东谓之舒雁，似雁而舒迟也。

【集解】时珍曰：江淮以南多畜之。有苍、白二色，及大而垂胡者。并绿眼黄喙红掌，善斗，其夜鸣应更。师旷《禽经》云：脚近臎能步，鹅、鹜是也。又云：鹅伏卵能逆月，谓向月取气助卵也。性能啖蛇及蚓，制射工，故养之能辟虫虺，或言鹅性不食生虫者，不然。

▷肉

【气味】甘，平，无毒。

【主治】利五脏。

解五脏热，服丹石人宜之。

煮汁，止消渴。

【发明】藏器曰：苍鹅食虫，主射工毒为良。白鹅不食虫，止渴为胜。

时珍曰：鹅气味俱浓，发风发疮，莫此为甚，火熏者尤毒。曾目击其害，而《本草》谓其性凉利五脏，韩悉《医通》谓其疏风，岂其然哉？又葛洪《肘后方》云：人家养白鹅、白鸭，可辟、食射工。则谓白鹅不食虫、不发病之说，亦非矣。但比苍鹅薄乎云耳。若夫止渴，凡发胃气者皆能生津，岂独止渴者便曰性凉乎？参苓白术散乃治渴要药，何尝寒凉耶？

鸡

【释名】烛夜。

时珍曰：按：徐铉云：鸡者稽也，能稽时也。《广志》云：大者，曰蜀；小者，曰荆。其雏曰鷇。梵书名鸡曰鸠七咤。

【集解】《别录》曰：鸡生朝鲜平泽。

时珍曰：鸡类甚多，五方所产，大小形色往往亦异。朝鲜一种长尾鸡，尾长三四尺。辽阳一种食鸡，一种角鸡，味俱肥美，大胜诸鸡。南越一种长鸣鸡，昼夜啼叫。南海一种石鸡，潮至即鸣。蜀中一种鹍鸡，楚中一种伧鸡，并高三四尺。江南一种矮鸡，脚才二寸许也。鸡在卦属巽，在星应昴，无外肾而亏小肠。凡人家无故群鸡夜鸣者，谓之荒鸡，主不祥。若黄昏独啼者，主有天恩，谓之盗啼。老鸡能人言者，牝鸡雄鸣者，雄鸡生卵者，并杀之即已。俚人畜鸡无雄，即以鸡卵告灶而伏出之。南人以鸡卵画墨，煮熟验其黄，以卜凶吉。又以鸡骨占年。其鸣也知时刻，其栖也知阴晴。《太清外术》言：

蓄蛊之家，鸡辄飞去。《万毕术》言：其羽焚之，可以致风。《五行志》言：雄鸡毛烧着酒中饮之，所求必得。古人言鸡能辟邪，则鸡亦灵禽也。不独充庖而已。

▷诸鸡肉

【气味】食忌。

时珍曰：《延寿书》云：阉鸡能啼者有毒。四月勿食抱鸡肉，令人作痈成漏，男女虚乏。

【发明】时珍曰：《礼记》云：天产作阳，地产作阴。鸡卵生而地产，羽不能飞，虽为阳精，实属风木，是阳中之阴也。故能生热动风，风火相扇，乃成中风。朱驳寇说为非，亦非矣。

▷乌骨鸡

【气味】甘，平，无毒。

【主治】补虚劳羸弱，治消渴，中恶鬼击心腹痛，益产妇，治女人崩中带下，一切虚损诸病，大人小儿下痢噤口，并煮食饮汁，亦可捣和丸药。

【发明】时珍曰：乌骨鸡，有白毛乌骨者、黑毛乌骨者、斑毛乌骨者，有骨肉俱乌者、肉白骨乌者。但观鸡舌黑者，则肉骨俱乌，入药更良。鸡属木，而骨反乌者，巽变坎也，受水木之精气，故肝肾血分之病宜用之。男用雌，女用雄。妇人方科有乌鸡丸，治妇人百病，煮鸡至烂和药，或并骨研用之。按：《太平御览》云：夏侯弘行江陵，逢一大鬼引小鬼数百行。弘潜捉末后一小鬼问之。曰：此广州大杀也，持弓戟往荆、扬二州杀人。若中心腹者死，余处犹可救。弘曰：治之有方乎？曰：但杀白乌骨鸡薄心即瘥。时荆、扬病心腹者甚众，弘用此治之，十愈八九。中恶用乌鸡，自弘始也。此说虽涉迂怪，然其方则神妙，谓非神传不可也。鬼击猝死，用其血涂心下，亦效。

【附方】赤白带下：白果、莲肉、江米各五钱，胡椒一钱，为末。乌骨鸡一只，如常治净，装末入腹煮熟，空心食之。

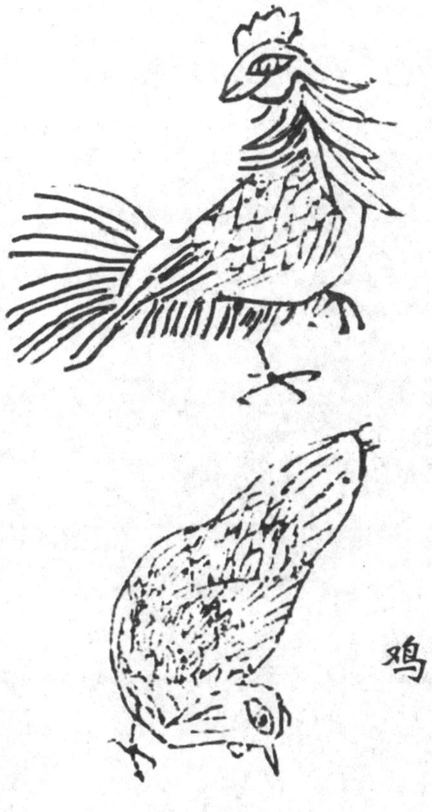

鸡

本草纲目

脾虚滑泄：乌骨母鸡一只治净，用豆蔻一两，草果二枚，烧存性，掺入鸡腹内，扎定煮熟，空心食之。

▷鸡血

【气味】咸，平，无毒。

【主治】踒折骨痛及痿痹，中恶腹痛，乳难。

治剥驴马被伤，及马咬人，以热血浸之。白癜风，疬疡风，以雄鸡翅下血涂之。

热血服之，主小儿下血及惊风，解丹毒蛊毒，鬼排阴毒，安神定志。

时珍曰：《肘后》治惊邪恍惚大方中亦用之。

【附方】阴毒：鸡血冲热酒饮。

鬼痱猝死：用乌雄鸡血涂心下，即苏。

解百蛊毒：白鸡血，热饮之。

惊风不醒：白乌骨雄鸡血，抹唇上即醒。

筋骨折伤：急取雄鸡一只刺血，量患人酒量，或一碗，或半碗，和饮，痛立止，神验。

杂物眯目不出：以鸡肝血滴少许，即出。

▷肪

【气味】甘，寒，无毒。

【主治】耳聋。

头秃发落。

【附方】年久耳聋：用炼成鸡肪五两，桂心十八铢，野葛六铢，同以文火煎三沸，去滓。每用枣许，以苇筒炙熔，倾入耳中。如此十日，耵聍自出，长寸许也。

▷脑

【主治】小儿惊痫。烧灰酒服，治难产。

▷心

【主治】五邪。

▷肝

【气味】甘、苦，温，无毒。

时珍曰：微毒。

《内则》云：食鸡去肝，为不利人也。

【主治】起阴。

补肾。治心腹痛，安漏胎下血，以一具切，和酒五合服之。

疗风虚目暗：治女人阴蚀疮，切片纳入，引虫出尽，良。

【附方】阴痿不起：用雄鸡肝三具，菟丝子一升，为末，雀卵和，丸小豆大。每服一百丸，酒下，日二。

肝虚目暗：老人肝虚目暗。乌雄鸡肝一具（切），以豉和米作羹成粥食之。

睡中遗尿：雄鸡肝、桂心等分，捣丸小豆大。每服一丸，米饮下，日三服。遗精，加白龙骨。

▷肠

【主治】遗溺，小便数不禁。烧存性，每服三指，酒下。止遗精、白浊、消渴。

【附方】小便频遗：《心镜》：用雄鸡肠一具作臛，和酒服。《普济》：用雄鸡肠，水煎汁服，日三次。

▷鸡子

【气味】甘，平，无毒。

思邈曰：微寒。畏醇醋。

时珍曰：小儿患痘疹，忌食鸡子，及闻煎食之气，令生翳膜。

【主治】除热火灼烂疮、痫痉。可作虎魄神物。

弘景曰：用欲毈子（黄白混杂者）煮作之，极相似，惟不拾芥尔。又煮白，合银口含，须臾色如金也。

镇心，安五脏，止惊安胎，治妊娠天行热疾狂走，男子阴囊湿痒，及开喉声失音。醋煮食之，治赤白久痢，及产后虚痢。光粉同炒干，止疳痢，及妇人阴疮。和豆淋酒服，治贼风麻痹。醋浸令坏，敷疵皯。作酒，止产后血晕，暖水脏，缩小便，止耳鸣。和蜡炒，治耳鸣、聋，及疳痢。

益气。以浊水煮一枚，连水服之，主产后痢。和蜡煎，止小儿痢。

大人及小儿发热，以白蜜一合，和三颗搅服，立瘥。

《太平御览》云：正旦吞乌鸡子一枚，可以练形。《岣嵝神书》云：八月晦日夜半，面北吞乌鸡子一枚，有事可隐形。

【发明】时珍曰：卵白象天，其气清，其性微寒；卵黄象地，其气浑，其性温；卵则兼黄白而用之，其性平。精不足者补之以气，故卵白能清气，治伏热、目赤、咽痛诸疾；形不足者补之以味，故卵黄能补血，治下痢、胎产诸疾；卵则兼理气血，故治上列诸疾也。

【附方】天行不解已汗者：用新生鸡子五枚，倾盏中，入水（一鸡子）搅浑，别以水一升煮沸，投入鸡子微搅，才似熟则泻置碗中，纳少酱清，似变腥气，带热啜之，覆令汗出愈。

天行呕逆，食入即吐：鸡子一枚，水煮三五沸，冷水浸少顷，吞之。

伤寒发狂，烦躁热极：吞生鸡子一枚，效。

身面肿满：鸡子黄白相和，涂肿处。干再上。

年深哮喘：鸡子略敲损，浸尿缸中三四日，煮食，能去风痰。

心气作痛：鸡子一枚打破，醋二合调匀，暖过顿服。

痘疮赤瘢：鸡子一个（酒醅浸七日），白僵蚕二七枚捣末，和匀，揩赤涂之，甚效。

雀卵面皰：鸡卵醋浸令坏，取出敷之。

妊娠时疾：令胎不伤：以鸡子七枚，纳井中令冷，取出打破吞之。

病欲去胎：鸡子一枚，入盐三指撮，服。

胎动下血：藏器曰：鸡子二枚打破，以白粉和如稀粥，顿食之。

子死腹中：用三家鸡卵各一枚，三家盐各一撮，三家水各一升，同煮。令妇东向饮之，立出。

产后血多不止：乌鸡子三枚，醋半升，酒二升，和搅，煮取二升，分四服。

产后心痛：鸡子煮酒，食即安。

产后口干舌缩：用鸡子一枚打破，水一盏搅服。

妇人白带：用酒及艾叶煮鸡卵，日日食之。

头风白屑：新下乌鸡子三枚，沸汤五升搅，作三度沐之，甚良。

乳石发渴：水浸鸡子，取清生服，甚良。

蛛蝎蛇伤：鸡子一个，轻敲小孔合之，立瘥。

蠼螋尿疮：同上法。

身体发热不拘大人、小儿：用鸡卵三枚，白蜜一合和服，立瘥。

▷卵白

【气味】甘，微寒，无毒。

【主治】目热赤痛，除心下伏热，止烦满咳逆，小儿下泄，妇人产难，胞衣不出，并生吞之。醋浸一宿，疗黄疸，破大烦热。

产后血闭不下，取白一枚，入醋一半搅服。

和赤小豆末，涂一切热毒、丹肿、腮痛神效。冬月以新生者酒渍之，密封七日取出，每夜涂面，去皯黯皶皰，令人悦色。

【发明】宗奭曰：产后血晕，身痉直，口、目向上牵急，不知人。取鸡子一枚，去壳分清，以荆芥末二钱调服即安，甚敏捷。乌鸡子尤善。

【附方】时行发黄：醋酒浸鸡子一宿，吞其白数枚。

蛔虫攻心，口吐清水：以鸡子一枚去黄，纳好漆入鸡子壳中和合。仰头吞之，虫即出也。

五种遁尸：其状腹胀，气急冲心，或磥磈踊起，或牵腰脊。以鸡卵白一枚，顿吞之，良。

面生皰疮：鸡子，以三岁苦酒浸之三宿，待软，取白涂之。

汤火烧灼：鸡子清和酒调洗，勤洗即易生肌。忌发物。或生敷之亦可。

头发垢脏：鸡子白涂之，少顷洗去，光泽不燥。

面黑令白：鸡子三枚，酒浸，密封四七日。每夜以白敷面，如雪白也。

▷卵黄

【气味】甘，温，无毒。

【主治】醋煮，治产后虚痢，小儿发热。煎食，除烦热。炼过，治呕逆。和常山末为丸，竹叶汤服，治久疟。炒取油，和粉，敷头疮。猝干呕者，生吞数枚，良。小便不通者，亦生吞之，数次效。补阴血，解热毒，治下痢，甚验。

【发明】时珍曰：鸡子黄，气味俱浓，阴中之阴，故能补形。昔人谓其与阿胶同功，正此意也。其治呕逆诸疮，则取其除热引虫而已。

【附方】赤白下痢：鸡卵一枚，取黄去白，入胡粉满壳，烧存性。以酒服一钱匕。

子死腹中：鸡子黄一枚，姜汁一合，和匀顿服，当下。

小肠疝气：鸡子黄搅，温水服之。三服效。

小儿痫疾：鸡子黄和乳汁搅服。不过三两枚，自定。

小儿头疮：煮熟鸡子黄，炒令油出，以麻油、腻粉搽之。

鼠瘘已溃：鸡卵一枚，米下蒸半日，取黄熬令黑。先拭疮令干，以药纳孔中，三度即愈。

脚上臭疮：熟鸡子黄一个，黄蜡一钱，煎油涂之。

汤火伤疮：熟鸡子十个，取黄炒取油，入腻粉十文搅匀，用鸡翎扫上，三五日永除瘢痕。

杖疮已破：鸡子黄熬油搽之，甚效。

天泡水疮：方同上。

消灭瘢痕：鸡子五七枚煮熟，取黄炒黑，拭涂，日三，久久自灭。

鸽

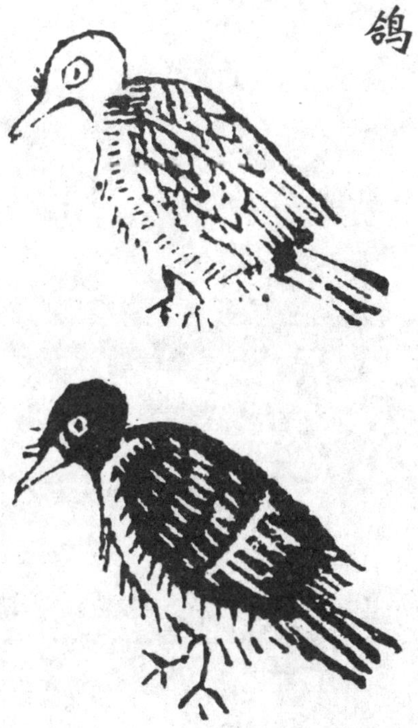

鸽

【释名】鹁鸽、飞奴。

时珍曰：鸽性淫而易合，故名。鹁者，其声也。张九龄以鸽传书，目为飞奴。《梵书》名迦布德迦。

【集解】时珍曰：处处人家畜之，亦有野鸽。名品虽多，大要毛羽不过青、白、皂、绿、鹊斑数色。眼目有大小，黄、赤、绿色而已，亦与鸠为匹偶。

▷白鸽肉

【气味】咸，平，无毒。

诜曰：暖。

【主治】解诸药毒，及人、马久患疥，食之立愈。调精益气，治恶疮疥癣，风疮白癜，疬疡风，炒熟酒服。虽益人，食多恐减药力。

【附方】消渴饮水不知足：用白花鸽一只，切作小片，以土苏煎，含咽。

预解痘毒：每至除夜，以白鸽煮炙饲儿，仍以毛煎汤浴之，则出痘稀少。

▷血

【主治】解诸药、百蛊毒。

▷卵

【主治】解疮毒、痘毒。

【附方】预解痘毒：小儿食之，永不出痘，或出亦稀。用白鸽卵一对，入竹筒封，置厕中，半月取出，以卵白和辰砂三钱，丸绿豆大。每服三十丸，三豆饮下，毒从大小便出也。

附录

线装国学馆

历代诸家《本草》

《神农本草经》

掌禹锡曰：旧说《本草经》三卷，神农所作，而不经见，《汉书·艺文志》亦无录焉。《汉平帝纪》云：元始五年，举天下通知方术本草者，所在轺传遣诣京师。《楼护传》称：护少诵医经本草方术数十万言，本草之名盖见于此。唐李世等以梁《七录》载《神农本草》三卷，推以为始。又疑所载郡县有后汉地名，似张机、华佗辈所为，皆不然也。按：《淮南子》云：神农尝百草之滋味，一日而七十毒，由是医方兴焉。盖上世未着文字，师学相传，谓之《本草》。两汉以来，名医益众，张、华辈始因古学附以新说，通为编述，《本草》由是见于经录也。

寇宗奭曰：《汉书》虽言《本草》，不能断自何代而作。《世本》《淮南子》虽言神农尝百草以和药，亦无《本草》之名。惟《帝王世纪》云：黄帝使岐伯尝味草木，定《本草经》，造医方以疗众疾。乃知《本草》之名，自黄帝始。盖上古圣贤，具生知之智，故能辨天下品物之性味，合世人疾病之所宜。后世贤智之士，从而和之，又增其品焉。

韩保升曰：药有玉石、草、木、虫、兽，而云《本草》者，为诸药中草类最多也。

《名医别录》

李时珍曰：《神农本草》药分三品，计三百六十五种，以应周天之数。梁陶弘景复增汉、魏以下名医所用药三百六十五种，谓之《名医别录》。凡七卷，首叙药性之源，论病名之诊；次分玉石一品，草一品，木一品，虫兽一品，果菜一品，米食一品，有名未用三品。以朱书《神农》，墨书《别录》，进上梁武帝。弘景，字通明，宋末为诸王侍读，归隐勾曲山，号华阳隐居。武帝每咨访之，年八十五卒，谥贞白先生。其书颇有裨补，亦多谬误。

弘景自序曰：隐居先生在乎茅山之上，以吐纳余暇，游意方技，览《本草》药性，以为尽圣人之心，故撰而论之。旧称《神农本经》，予以为信然。昔神农氏之王天下也，画八卦以通鬼神之情，造耕种以省杀生之弊，宣药疗疾以拯夭伤之命。此三道者，历众圣而滋彰。文王、孔子，彖象、繇辞，幽赞人天。后稷、伊尹，播厥百谷，惠被群生。岐、黄、彭、扁，振扬辅导，恩流含气。岁逾三千，民到于今赖之。但轩辕以前，文字未传。药性所主，当以识识相因，不尔何由得闻。至于桐、雷，乃著在编简。此书应与《素问》同类，但后人多更修饬之尔。秦皇所焚，医方、卜术不

预，故犹得全录。而遭汉献迁徙，晋怀奔进，文籍焚靡，十不遗一。今之所存，有此三卷。其所出郡县乃后汉时制，疑仲景、元化等所记。又有《桐君采药录》，说其花叶形色。《药对》四卷，论其佐使相须。魏、晋以来，吴普、李当之等更复损益。或五百九十五，或四百四十一，或三百一十九，或三品混糅，冷、热舛错，草、石不分，虫、兽无辨。且所主治，互有得失。医家不能备见，则智识有浅深。今辄苞综诸经，研括烦省。以《神农本经》三品合三百六十五为主，又进名医别品亦三百六十五，合七百三十种。精粗皆取，无复遗落，分别科条，区畛物类，兼注詺时用土地所出，及仙经道术所须，并此序录合为七卷。虽未足追踵前良，盖亦一家撰制，吾去世之后，可贻诸知音尔。

《桐君采药录》

时珍曰：桐君，黄帝时臣也。书凡二卷，纪其花叶形色，今已不传。后人又有《四时采药》《太常采药时月》等书。

《雷公药对》

禹锡曰：北齐徐之才撰。以众药名品、君臣、性毒、相反及所主疾病，分类记之，凡二卷。

时珍曰：陶氏前已有此书，《吴氏本草》所引雷公是也。盖黄帝时雷公所著，之才增饰之尔。之才，丹阳人，博识善医，历事北齐诸帝得宠，仕终尚书左仆射，年八十卒。赠司徒，封西阳郡王，谥文明。《北史》有传。

《李氏药录》

保升曰：魏李当之，华佗弟子。修《神农本草》三卷，而世少行。

《唐本草》

时珍曰：唐高宗命司空英国公李勣等修陶隐居所注《神农本草经》，增为七卷。世谓之《英公唐本草》，颇有增益。显庆中右监门长史苏恭重加订注，表请修定。帝复命太尉赵国公长孙无忌等二十二人，与恭详定，增药

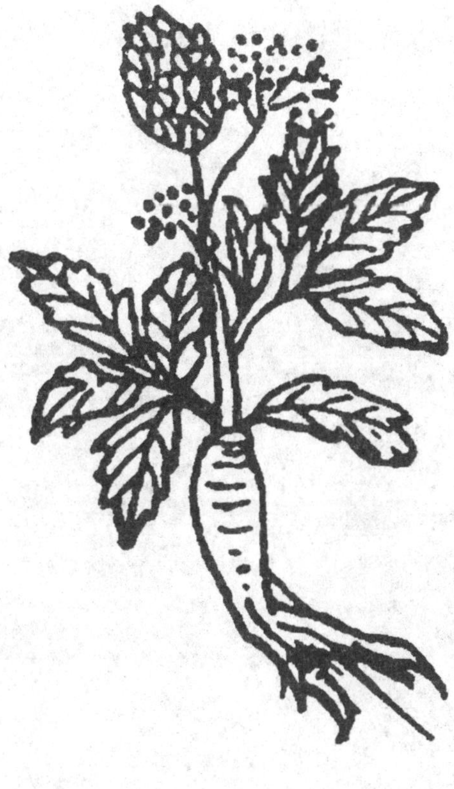

一百一十四种，分为玉石、草、木、人、兽、禽、虫鱼、果、米谷、菜，有名未用十一部。凡二十卷，目录一卷，别为药图二十五卷，图经七卷，共五十三卷。世谓之《唐新本草》。苏恭所释虽明，亦多驳误。礼部郎中孔志约序曰：天地之大德曰生，运阴阳以播物；含灵之所保曰命，资亭育以尽年。蛰穴栖巢，感物之情盖寡；范金揉木，逐欲之道方滋。而五味或爽，时昧甘辛之节；六气斯沴，易愆寒燠之宜。中外交侵，形神分战。饮食伺衅，成肠胃之眚；风湿候隙，构手足之灾。机缠肤腠，莫知救止；渐固膏肓，期于夭折。暨炎晖纪物，识药石之功；云瑞名官，穷诊候之术。草木咸得其性，鬼神无所遁情。刳麝剸犀，驱泄邪恶；飞丹炼石，引纳清和。大庇苍生，普济黔首；功侔造化，恩迈裁成。日用不知，于今是赖。岐、和、彭、缓，腾绝轨于前；李、华、张、吴，振英声于后。昔秦政煨燔，兹经不预；永嘉丧乱，斯道尚存。梁陶弘景雅好摄生，研精药术。以为《本草经》者，神农之所作，不刊之书也。惜其年代浸远，简编残蠹，与桐、雷众记，颇或蹐驳。兴言撰缉，勒成一家。亦以雕琢经方，润色医业。然而时钟鼎峙，闻见阙于殊方；事非佥议，诠释拘于独学。至如重建平之防己，弃槐里之半夏。秋采榆仁，冬收云实。谬粱米之黄白，混荆子之牡蔓。异繁缕于鸡肠，合由跋于鸢尾。防葵、野狼毒，妄曰同根；钩吻、黄精，引为连类。铅、锡莫辨，橙、柚不分。凡此比例，盖亦多矣。自时厥后，以迄于今。虽方技分镳，名医继轨，更相祖述，罕能厘正。乃复采杜衡于及己，求忍冬于络石。舍陟厘而取莂藤，退飞廉而用马蓟。承疑行妄，曾无有觉。疾瘵多殆，良深慨叹。既而朝议郎行右监门府长史骑都尉臣苏恭，摭陶氏之乖违，辨俗用之纰紊，遂表请修定，深副圣怀。乃诏太尉扬州都督监修国史上柱国赵国公臣无忌、大中大夫行尚药奉御臣许孝崇等二十二人，与苏恭详撰。窃以动植形生，因方舛性；春秋节变，感气殊功。离其本土，则质同而效异；乖于采摘，乃物是而时非。名实既爽，寒温多谬。用之凡庶，其欺已甚；施之君父，逆莫大焉。于是上禀神规，下询众议；普颁天下，营求药物。羽毛鳞介，无远不臻；根茎花实，有名咸萃。遂乃详探秘要，博综方术。《本经》虽缺，有验必书；《别录》虽存，无稽必正。考其同异，择其去取。铅翰昭章，定群言之得失；丹青绮焕，备庶物之形容。撰《本草》并图经、目录等，凡成五十四卷。庶以网罗今古，开涤耳目。尽医方之妙极，拯生灵之性命。传万祀而无昧，悬百王而不朽。

《药总诀》

禹锡曰：梁陶隐居撰，凡二卷，论药品五味寒热之性，主疗疾病及采蓄时月之法。一本题曰《药象口诀》，不著撰人名。

《药性本草》

禹锡曰：《药性论》凡四卷，不著撰人名氏，分药品之性味，君臣佐使主病之效。一本云陶隐居撰。然其药性之功，有与《本草》相戾者，疑非隐居书也。

时珍曰：《药性论》，即《药性本草》，乃唐甄权所著也。权，扶沟人，仕隋为秘省正字。唐太宗时，年百二十岁，帝幸其第，访以药性，因上此书，授朝散大夫，其书论主治亦详。又著《脉经》《明堂人形图》各一卷。详见《唐史》。

《千金食治》

时珍曰：唐孙思邈撰《千金备急方》三十卷，采摭《素问》、扁鹊、华佗、徐之才等所论补养诸说，及《本草》关于食用者，分米谷、果、菜、鸟兽、虫鱼为食治附之，亦颇明悉。思邈隐于太白山，隋、唐征拜皆不就，年百余岁卒。所著有《千金翼方》《枕中素书》《摄生真录》《福禄论》《三教论》《老子庄子注》。

《食疗本草》

禹锡曰：唐同州刺史孟诜撰。张鼎又补其不足者八十九种，并旧为二百二十七条，凡三卷。

时珍曰：诜，梁人也。武后时举进士，累迁凤阁舍人，出为台州司马，转同州刺史。睿宗召用，固辞。卒年九十。因《周礼》食医之义，著此书，多有增益。又撰《必效方》十卷，《补养方》三卷。《唐史》有传。

《本草拾遗》

禹锡曰：唐开元中三原县尉陈藏器撰。以《神农本经》虽有陶、苏补集之说，然遗沉尚多，故别为序例一卷，拾遗六卷，解纷三卷，总曰《本草拾遗》。

时珍曰：藏器，四明人。其所著述，博极群书，精核物类，订绳谬误，搜罗幽隐，自《本草》以来，一人而已。肤谫之士，不察其该详，惟诮其僻怪。宋人亦多删削。岂知天地品物无穷，古今隐显亦异，用舍有时，名称或变，岂可以一隅之见，而遽讥多闻哉。如辟虺雷、海马、胡豆之类，皆隐于昔而用于今；仰天皮、灯花、败扇之类，皆万家所用者。若非此书收载，何从稽考。此《本草》之书，所以不厌详悉也。

《海药本草》

禹锡曰：《南海药谱》二卷，不著撰人名氏，杂记南方药物所产郡县及疗疾之功，颇无伦次。

时珍曰：此即《海药本草》也，凡六卷，唐人李珣所

撰。盖肃、代时人，收采海药亦颇详明。又郑虔有《胡本草》七卷，皆胡中药物。今不传。

《四声本草》

禹锡曰：唐兰陵处士萧炳撰。取本草药名上一字，以平、上、去、入四声相从，以便讨阅，无所发明。凡五卷，进士王收序之。

《删繁本草》

禹锡曰：唐润州医博士兼节度随军杨损之撰。删去《本草》不急及有名未用之类，为五卷。开元以后人也，无所发明。

《本草音义》

时珍曰：凡二卷，唐李含光撰。又甄立言、殷子严皆有音义。

《本草性事类》

禹锡曰：京兆医工杜善方撰，不详何代人。凡一卷，以《本草》药名随类解释，附以诸药制使、畏恶、相反、相宜、解毒者。

《食性本草》

禹锡曰：南唐陪戎副尉、剑州医学助教陈士良撰。取神农、陶隐居、苏恭、孟诜、陈藏器诸家药，关于饮食者类之，附以食医诸方，及五时调养脏腑之法。

时珍曰：书凡十卷，总集旧说，无甚新义。古有淮南王《食经》一百二十卷，崔浩《食经》九卷，竺暄《食经》十卷，《膳馐养疗》二十卷，昝殷《食医心镜》三卷，娄居中《食治通说》一卷，陈直《奉亲养老书》二卷，并有食治诸方，皆祖食医之意也。

七方

大方

岐伯曰：君一、臣二、佐九，制之大也。君一、臣三、佐五，制之中也。君一、臣二，制之小也。又曰：远而奇偶，制大其服；近而奇偶，制小其服。大则数少，小则数多。多则九之，少则二之。

元素曰：身表为远，里为近。大小者，制奇偶之法也。假如小承气汤、调胃承气汤，奇之小方也；大承气汤、抵当汤，奇之大方也，所谓因其攻里而用之也。桂枝、麻黄，偶之小方也；葛根、青龙，偶之大方也，所谓因其发表而用之也。故曰：汗不以奇，下不以偶。

张从正曰：大方有二：有君一、臣三、佐九之大方，病有兼证而邪不一，不可以一二味治者，宜之；有分两大而顿服之大方，肝肾及下部之病道远者，宜之。王太仆以心肺为近，肾肝为远，脾胃为中。刘河间以身表为远，身里为近。以予观之，身半以上，其气三天之分也；身半以下，其气三地之分也；中脘，人之分也。

小方

从正曰：小方有二：有君一、臣二之小方，病无兼证，邪气专一，可一二味治者，宜之；有分两少而频服之小方，心肺及在上之病者，宜之，徐徐细呷是也。

元素曰：肝肾位远，数多则其气缓，不能速达于下，必大剂而数少，取其迅急下走也；心肺位近，数少则其气急下走，不能升发于上，必小剂而数多，取其易散而上行也。王氏所谓肺服九、心服七、脾服五、肝服三、肾服一，乃五脏生成之数也。

缓方

岐伯曰：补上治上制以缓，补下治下制以急，急则气味浓，缓则气味薄，适其至所。病所远而中道气味之者，食而过之，无越其制度也。

王冰曰：假如病在肾而心气不足，服药宜急过之，不以气味饲心，肾药凌心，心复益衰矣。余上下远近例同。

元素曰：圣人治上，不犯下；治下，不犯上；治中，上下俱无犯。故曰：诛伐无过，命曰大惑。

好古曰：治上必妨下，治表必连里。用黄芩以治肺，必妨脾；用苁蓉以治肾，必妨心；服干姜以治中，必僭上；服附子以补火，必涸水。

从正曰：缓方有五：有甘以缓之之方，甘草、糖、蜜之属是也，病在胸膈，取其留恋也。有丸以缓之之方，比之汤散，其行迟慢也。有品件众多之缓方，药众则递相拘制，不得各骋其性也。有无毒治病之缓方，无毒则性纯功

缓也。有气味俱薄之缓方，气味薄则长于补上治上，比至其下，药力已衰矣。

急方

元素曰：味浓者为阴，味薄者为阴中之阳；故味浓则下泄，味薄则通气。气浓者为阳，气薄为阳中之阴；故气浓则发热，气薄则发汗是也。

好古曰：治主宜缓，缓则治其本也；治客宜急，急则治其标也。表里汗下，皆有所当缓、所当急。

从正曰：急方有四：有急病急攻之急方，中风、关格之病是也。有汤散荡涤之急方，下咽易散而行速也。有毒药之急方，毒性能上涌下泄以夺病势也。有气味俱浓之急方，气味俱浓，直趋于下而力不衰也。

奇方

王冰曰：单方也。

从正曰：奇方有二：有独用一物之奇方，病在上而近者宜之。有药合阳数一、三、五、七、九之奇方，宜下不宜汗。

元素曰：假如小承气，调胃承气，奇之小方也；大承气、抵当汤，奇之大方也，所谓因其攻下而为之也。桂枝、麻黄，偶之小方也；葛根、青龙，偶之大方也，所谓因其发散而用之也。

偶方

从正曰：偶方有三：有两味相配之偶方；有古之二方相合之偶方，古谓之复方，皆病在下而远者宜之；有药合阴数二、四、六、八、十之偶方，宜汗不宜下。王太仆言：汗药不以偶，则气不足以外发；下药不以奇，则药毒攻而致过。意者下本易行，故单行则力孤而微；汗或难出，故并行则力齐而大乎？而仲景制方，桂枝汗药，反以五味为奇；大承气下药，反以四味为偶，何也？岂临事制宜，复有增损乎？

复方

岐伯曰：奇之不去则偶之，是谓重方。好古曰：奇之不去复以偶，偶之不去复以奇，故曰复。复者，再也，重也。所谓十补一泄，数泄一补也。又伤寒见风脉，伤风得寒脉，为脉证不相应，宜以复方主之。

从正曰：复方有三：有二方、三方及数方相合之复方，如桂枝二越婢一汤、五积散之属是也。有本方之外别加余药，如调胃承气加连翘、薄荷、黄芩、栀子为凉膈散之属是也。有分两均齐之复方，如胃风汤各等分之属是也。王太仆以偶为复方，今七方有偶又有复，岂非偶乃二方相合、复乃数方相合之谓乎？

十剂

宣剂

之才曰：宣可去壅，生姜、橘皮之属是也。

杲曰：外感六淫之邪，欲传入里，三阴实而不受，逆于胸中，天分气分窒塞不通，而或哕、或呕，所谓壅也。三阴者，脾也。故必破气药，如姜、橘、藿香、半夏之类，泻其壅塞。

从正曰：俚人以宣为泻，又以宣为通，不知十剂之中已有泻与通矣。

仲景曰：春病在头，大法宜吐，是宣剂即涌剂也。《经》曰：高者因而越之，木郁则达之。宣者，升而上也，以君召臣曰宣，是矣。凡风痫中风，胸中诸实，痰饮寒结，胸中热郁，上而不下，久则嗽喘满胀、水肿之病生焉，非宣剂莫能愈也。吐中有汗，如引涎、追泪、嚏鼻，凡上行者，皆吐法也。

元素曰：郁而不散为壅，必宣以散之，如痞满不通之类是矣。攻其里，则宣者上也，泄者下也。涌剂则瓜蒂、栀子之属是矣。发汗通表亦同。

好古曰：《经》有五郁：木郁达之，火郁发之，土郁夺之，金郁泄之，水郁折之，皆宣也。

敩曰：宣，扬制曰宣朗，君召臣曰宣唤，臣奉君命宣布上意，皆宣之意也。

时珍曰：壅者，塞也；宣者，布也，散也。郁塞之病，不升不降，传化失常，或郁久生病，或病久生郁。必药以宣布敷散之，如承流宣化之意，不独涌越为宣也。是以气郁有余，则香附、抚芎之属以开之；不足，则补中益气以运之。火郁微，则山栀、青黛以散之；甚，则升阳解肌以发之。湿郁微，则苍术、白芷之属以燥之；甚，则风药以胜之。痰郁微，则南星、橘皮之属以化之；甚，则瓜蒂、藜芦之属以涌之。血郁微，则桃仁、红花以行之；甚，则或吐或利以逐之。食郁微，则山楂、神曲以消之；甚，则上涌下利以去之。皆宣剂也。

通剂

之才曰：通可去滞，通草、防己之属是也。

元素曰：留而不行，必通以行之，如水病为痰之类。以木通、防己之属攻其内，则留者行也。滑石、茯苓、芫花、甘遂、大戟、牵牛之类是也。

从正曰：通者，流通也。前后不得溲便，宜木通、海金沙、琥珀、大黄之属通之。痹痛郁滞，经隧不利，亦宜通之。

时珍曰：滞，留滞也。湿热之邪留于气分，而为痛痹癃闭者，宜淡味之药，上助肺气下降，通其小便，而泄气中之滞，木通、猪苓之类是也。湿热之邪留于血分，而为痹痛肿注、二便不通者，宜苦寒之药下引，通其前后，而泄血中之滞，防己之类是也。《经》曰：味薄者通，故淡味之药谓之通剂。

补剂

之才曰：补可去弱，人参、羊肉之属是也。

杲曰：人参甘温，能补气虚；羊肉甘热，能补血虚。羊肉补形，人参补气。凡气味与二药同者，皆是也。

从正曰：五脏各有补泻，五味各补其脏，有表虚、里虚，上虚、下虚，阴虚、阳虚，气虚、血虚。《经》曰：精不足者，补之以味；形不足者，补之以气。五谷、五菜、五果、五肉，皆补养之物也。

时珍曰：《经》云：不足者补之。又云：虚则补其母。生姜之辛补肝，炒盐之咸补心，甘草之甘补脾，五味子之酸补肺，黄柏之苦补肾。又如茯神之补心气，生地黄之补心血；人参之补脾气，白芍药之补脾血；黄耆之补肺气，阿胶之补肺血；杜仲之补肾气，熟地黄之补肾血；川芎之补肝气，当归之补肝血之类，皆补剂。不特人参、羊肉为补也。

泄剂

之才曰：泄可去闭，葶苈、大黄之属是也。

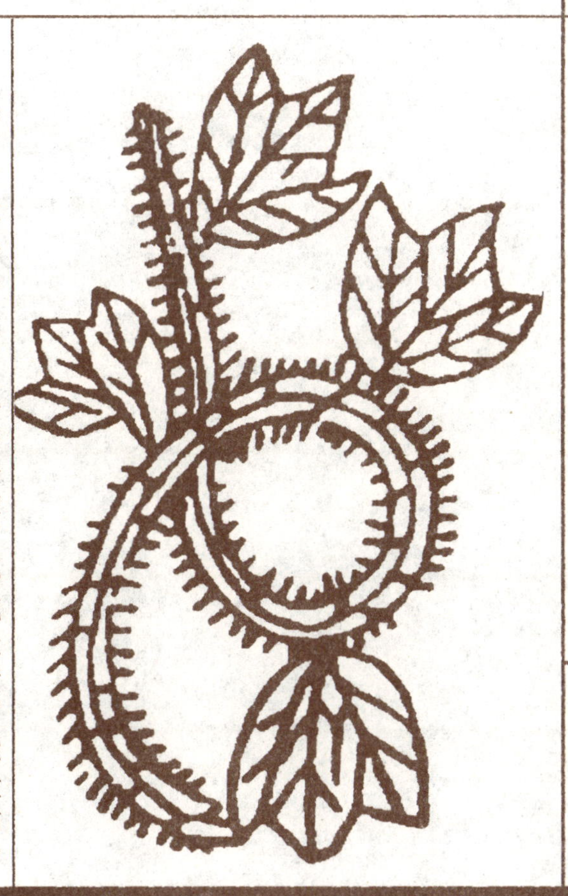

杲曰：葶苈苦寒，气味俱浓，不减大黄，能泄肺中之闭，又泄大肠。大黄走而不守，能泄血闭肠胃渣秽之物。一泄气闭，利小便；一泄血闭，利大便。凡与二药同者，皆然。

从正曰：实则泻之。诸痛为实，痛随利减。芒硝、大黄、牵牛、甘遂、巴豆之属，皆泻剂也。其催生下乳，磨积逐水，破经泄气，凡下行者，皆下法也。

时珍曰：去闭，当作去实。《经》云：实者泻之，实则泻其子，是矣。五脏五味皆有泻，不独葶苈、大黄也。肝实，泻以芍药之酸；心实，泻以甘草之甘；脾实，泻以黄连之苦；肺实，泻以石膏之辛；肾实，泻以泽

泻之咸，是矣。

校按：李东垣以桑白皮辛，而泄肺实。

轻剂

之才曰：轻可去实，麻黄、葛根之属是也。

从正曰：风寒之邪，始客皮肤，头痛身热，宜解其表，《内经》所谓轻而扬之也。痈疮疥痤，俱宜解表，汗以泄之，毒以熏之，皆轻剂也。凡熏洗蒸炙，熨烙刺砭，导引按摩，皆汗法也。

时珍曰：当作轻可去闭。有表闭，里闭，上闭，下闭。表闭者，风寒伤营，腠理闭密，阳气怫郁，不能外出，而为发热、恶寒、头痛、脊强诸病，宜轻扬之剂发其汗，而表自解也。里闭者，火热郁抑，津液不行，皮肤干闭，而为肌热、烦热、头痛、目肿、昏瞀、疮疡诸病，宜轻扬之剂以解其肌，而火自散也。上闭有二：一则外寒内热，上焦气闭，发为咽喉闭痛之证，宜辛凉之剂以扬散之，则闭自开。一则饮食寒冷抑遏阳气在下，发为胸膈痞满闭塞之症，宜扬其清而抑其浊，则痞自泰也。下闭亦有二：有阳气陷下，发为里急后重，数至圊而不行之症，但升其阳而大便自顺，所谓下者举之也。有燥热伤肺，金气膹郁，窍闭于上，而膀胱闭于下，为小便不利之症，以升麻之类探而吐之，上窍通而小便自利矣，所谓病在下取之上也。

重剂

之才曰：重可去怯，磁石、铁粉之属是也。

从正曰：重者，镇缒之谓也。怯则气浮，如丧神守，而惊悸气上，朱砂、水银、沉香、黄丹、寒水石之伦，皆体重也。久病咳嗽，涎潮于上，形羸不可攻者，以此缒之。《经》云：重者，因而减之，贵其渐也。

时珍曰：重剂凡四：有惊则气乱，而魂气飞扬，如丧神守者；有怒则气逆，而肝火激烈，病狂善怒者，并铁粉、雄黄之类以平其肝。有神不守舍，而多惊健忘、迷惑不宁者，宜朱砂、紫石英之类以镇其心。有恐则气下，精志失守而畏，如人将捕者，宜磁石、沉香之类以安其

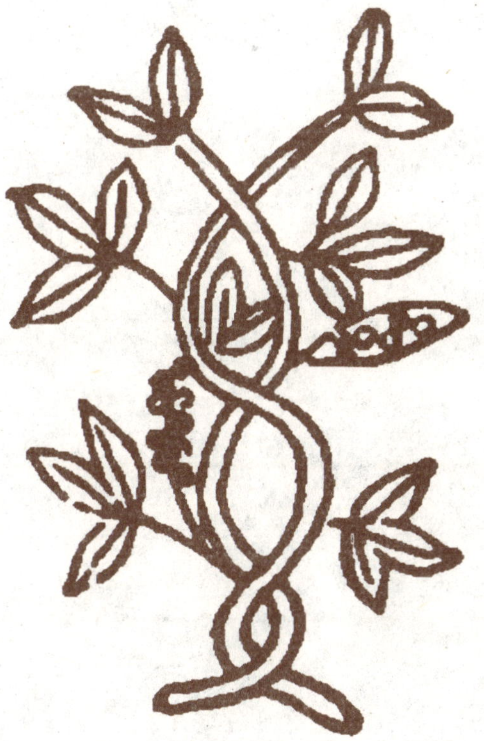

肾。大抵重剂压浮火而坠痰涎，不独治怯也。故诸风掉眩及惊痫痰喘之病，吐逆不止及反胃之病，皆浮火痰涎为害，俱宜重剂以坠之。

滑剂

之才曰：滑可去着，冬葵子、榆白皮之属是也。

元素曰：涩则气着，必滑剂以利之。滑能养窍，故润利也。

从正曰：大便燥结，宜麻仁、郁李之类；小便淋沥，宜葵子、滑石之类。前后不通，两阴俱闭也，名曰三焦约。约者，束也。宜先以滑剂润养其燥，然后攻之。

时珍曰：着者，有形之邪，留着于经络脏腑之间也，便尿、浊带、痰涎、胞胎、痈肿之类是矣。皆宜滑药以引去其留着之物。此与木通、猪苓通以去滞相类而不同。木通、猪苓，淡泄之物，去湿热无形之邪；葵子、榆皮，甘滑之类，去湿热有形之邪。故彼曰滞，此曰着也。大便涩者，波棱、牵牛之属；小便涩者，车前、榆皮之属；精窍涩者，黄蘗、葵花之属；胞胎涩者，黄葵子、王不留行之属；引痰涎自小便去者，则半夏、茯苓之属；引疮毒自小便去者，则五叶藤、萱草根之属，皆滑剂也。半夏、南星皆辛而涎滑，能泄湿气、通大便，盖辛能润、能走气、能化液也。或以为燥物，谬矣。湿去则土燥，非二物性燥也。

涩剂

之才曰：涩可去脱，牡蛎、龙骨之属是也。

元素曰：滑则气脱，如开肠洞泄、便溺遗失之类，必涩剂以收敛之。

从正曰：寝汗不禁，涩以麻黄根、防风；滑泄不已，涩以豆蔻、枯矾、木贼、罂粟壳；喘嗽上奔，涩以乌梅、诃子。凡酸味同乎涩者，收敛之义也。然此种皆宜先攻其本，而后收之可也。

时珍曰：脱者，气脱也，血脱也，精脱也，神脱也。脱则散而不收，故用酸涩温平之药，以敛其耗散。汗出亡阳，精滑不禁，泄痢不止，大便不固，小便自遗，久嗽亡津，皆气脱也。下血不已，崩中暴下，诸大亡血，皆血脱也。牡蛎、龙骨、海螵蛸、五倍子、五味子、乌梅、榴皮、诃黎勒、罂粟壳、莲房、棕灰、赤石脂、麻黄根之类，皆涩药也。气脱兼以气药，血脱兼以血药及兼气药，气者血之帅也。脱阳者见鬼，脱阴者目盲，此神脱也，非涩药所能收也。

校补：如气脱者，加参、耆；血脱，兼归、地；精脱，兼龟、鹿胶。神脱，去死不远，无药可治。

燥剂

之才曰：燥可去湿，桑白皮、赤小豆之属是也。

元素曰：湿气淫胜，肿满脾湿，必燥剂以除之，桑皮之属。湿胜于上，以苦吐之，以淡渗之是也。

从正曰：积寒久冷，吐利腥秽，上下所出，水液澄彻清冷，此大寒之病，宜姜、附、胡椒辈以燥之。若病湿气，则白术、陈皮、木香、苍术之属除之，亦燥剂也。而黄连、黄檗、栀子、大黄，其味皆苦，苦属火，皆能燥湿，此《内经》之本旨也，岂独姜、附之俦为燥剂乎？

好古曰：湿有在上、在中、在下、在经、在皮、在里。

时珍曰：湿有外感，有内伤。外感之湿，雨露岚雾，地气水湿，袭于皮肉筋骨经络之间；内伤之湿，生于水饮酒食，及脾弱肾强，固不可一例言也。故风药可以胜湿，燥药可以除湿，淡药可以渗湿，泄小便可以引湿，利大便可以逐湿，吐痰涎可以祛湿。湿而有热，苦寒之剂燥之；湿而有寒，辛热之剂燥之；不独桑皮、小豆为燥剂也。湿去则燥，故谓之燥。

湿剂

之才曰：湿可去枯，白石英、紫石英之属是也。

从正曰：湿者，润湿也。虽与滑类，少有不同。《经》云：辛以润之，辛能走气、能化液故也。盐硝味虽咸，属真阴之水，诚濡枯之上药也。人有枯涸皴揭之病，非独金化，盖有火以乘之，故非湿剂不能愈。

元素曰：津耗为枯。五脏痿弱，营卫涸流，必湿剂以润之。

好古曰：有减气而枯，有减血而枯。

时珍曰：湿剂当作润剂。枯者燥也，阳明燥金之化，秋令也，风热怫甚，则血液枯涸而为燥病。上燥则渴，下燥则结，筋燥则强，皮燥则揭，肉燥则裂，骨燥则枯，肺燥则痿，肾燥则消。凡麻仁、阿胶膏润之属，皆润剂也。养血，则当归、地黄之属；生津，则麦门冬、栝蒌根之属；益精，则苁蓉、枸杞之属。若但以石英为润药则偏矣，古人以服石为滋补故尔。（栝楼，以本作五味子）。

五味宜忌

五欲

肝欲酸，心欲苦，脾欲甘，肺欲辛，肾欲咸，此五味合五脏之气也。

五宜

青色宜酸，肝病宜食麻、犬、李、韭。赤色宜苦，心病宜食麦、羊、杏、薤。黄色宜甘，脾病宜食粳、牛、枣、葵。白色宜辛，肺病宜食黄黍、鸡、桃、葱。黑色宜咸，肾病宜食大豆黄卷、猪、栗、藿。

五禁

肝病禁辛，宜食甘：粳、牛、枣、葵。心病禁咸，宜食酸：麻、犬、李、韭。脾病禁酸，宜食咸：大豆、豕、栗、藿。肺病禁苦，宜食苦：麦、羊、杏、薤。肾病禁甘，宜食辛：黄黍、鸡、桃、葱。

思邈曰：春宜省酸增甘以养脾，夏宜省苦增辛以养肺，秋宜省辛增酸以养肝，冬宜省咸增苦以养心，四季宜省甘增咸以养肾。

时珍曰：五欲者，五味入胃，喜归本脏，有余之病，宜本味通之。五禁者，五脏不足之病，畏其所胜，而宣其所不胜也。

五走

酸走筋，筋病毋多食酸，多食令人癃。酸气涩收，胞得酸而缩卷，故水道不通也。苦走骨，骨病毋多食苦，多食令人变呕。苦入下脘，三焦皆闭，故变呕也。甘走肉，肉病毋多食甘，多食令人悗心。甘气柔润，胃柔则缓，缓则虫动，故悗心也。辛走气，气病毋多食辛，多食令人洞心。辛走上焦，与气俱行，久留心下，故洞心也。咸走血，血病毋多食咸，多食令人渴。血与咸相得则凝，凝则胃汁注之，故咽路焦而舌本干。《九针论》作咸走骨，骨病毋多食咸。苦走血，血病毋多食苦。

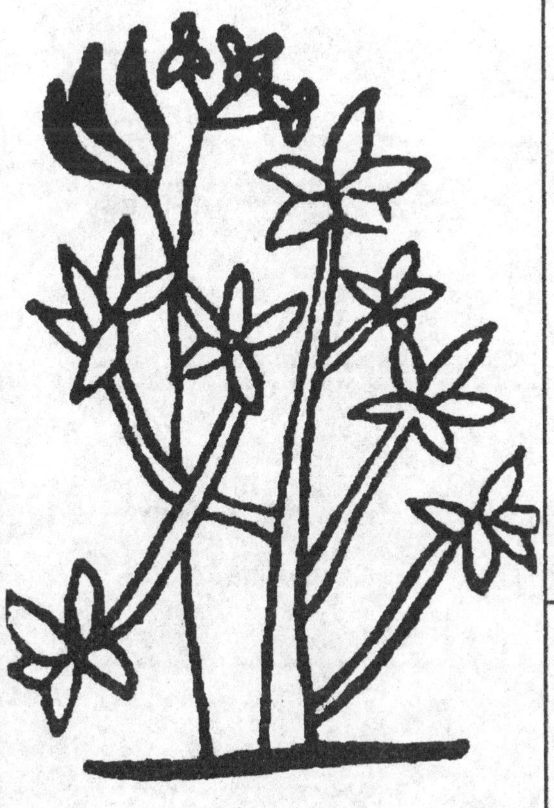

五伤

酸伤筋，辛胜酸。苦伤气，咸胜苦。甘伤肉，酸胜甘。辛伤皮毛，苦胜辛。咸伤血，甘胜咸。

五过

味过于酸，肝气以津，脾气乃绝，肉胝䐢伤而唇揭。味过于苦，脾气不濡，胃气乃浓，皮槁而毛拔。味过于甘，心气喘满，色黑，肾气不平，骨痛而发落。味过于辛，筋脉沮绝，精神乃失，筋急而爪枯。味过于咸，大骨气劳，短肌，心气抑，脉凝涩而变色。

时珍曰：五走、五伤者，本脏之味自伤也，即阴之五宫，伤在五味也。五过者，本脏之味伐其所胜也，即脏气偏胜也。

服药食忌

【甘草】忌猪肉、菘菜、海菜。

【黄连、胡黄连】忌猪肉、冷水。

【苍耳】忌猪肉、马肉、米泔。

【桔梗、乌梅】忌猪肉。

【仙茅】忌牛肉、牛乳。

【半夏、菖蒲】忌羊肉、羊血、饴糖。

【牛膝】忌牛肉。

【阳起石、云母、钟乳、硇砂、礜石】并忌羊血。

【商陆】忌犬肉。

【丹砂、空青、轻粉】并忌一切血。

【吴茱萸】忌猪心、猪肉。

【地黄、何首乌】忌一切血、葱、蒜、萝卜。

【补骨脂】忌猪血、芸苔。

【细辛、藜芦】忌狸肉、生菜。

【荆芥】忌驴肉。反河豚、一切无鳞鱼、蟹。

【紫苏、天门冬、丹砂、龙骨】忌鲤鱼。

【巴豆】忌野猪肉、菰笋、芦笋、酱、豉、冷水。

【苍术、白术】忌雀肉、青鱼、菘菜、桃、李。

【薄荷】忌鳖肉。

【麦门冬】忌鲫鱼。

【常山】忌生葱、生菜。

【附子、乌头、天雄】忌豉汁、稷米。

【牡丹】忌蒜、胡荽。

【浓朴、蓖麻】忌炒豆。

【鳖甲】忌苋菜。

【威灵仙、土茯苓】忌面汤、茶。

【当归】忌湿面。

【丹参、茯苓、茯神】忌醋及一切酸。

凡服药，不可杂食肥猪、犬肉、油腻羹、腥臊陈臭诸物。

凡服药，不可多食生蒜、胡荽、生葱、诸果、诸滑滞之物。

凡服药，不可见死尸、产妇、淹秽等事。

饮食禁忌

【猪肉】忌生姜、荞麦、葵菜、胡荽、梅子、炒豆、牛肉、马肉、羊肝、麋鹿、龟鳖、鹌鹑、驴肉。

【猪肝】忌鱼鲙、鹌鹑、鲤鱼肠子。

【猪心肺】忌饴、白花菜、吴茱萸。

【羊肉】忌梅子、小豆、豆酱、荞麦、鱼鲙、猪肉、醋、酪、鲊。

【羊心肝】忌梅、小豆、生椒、苦笋。

【白狗血】忌羊、蒲子羹、鸡。

【犬肉】忌菱角、蒜、牛肠、鲤鱼、鳝鱼。

【驴肉】忌凫茈、荆芥、茶、猪肉。

【牛肉】忌黍米、韭薤、生姜、猪肉、犬肉、栗子。

【牛肝】忌鲇鱼。

【牛乳】忌生鱼、酸物。

【马肉】忌仓米、生姜、苍耳、粳米、猪肉、鹿肉。

【兔肉】忌生姜、橘皮、芥末、鸡肉、鹿肉、獭肉。

【獐肉】忌梅、李、生菜、鸽、虾。

【麋鹿】忌生菜、菰蒲、鸡、鮠鱼、雉、梅、李、虾。

【鸡肉】忌胡蒜、芥末、生葱、糯米、李子、鱼汁、犬肉、鲤鱼、兔肉、獭肉、鳖肉、野鸡。

【鸡子】忌同鸡肉。

【雉肉】忌荞麦、木耳、蘑菇、胡桃、菌、鲫鱼、猪肝、鲇鱼、鹿肉。

【野鸭】忌胡桃、豆豉、木耳。

【鸭子】忌李子、鳖肉。

【鹌鹑】忌菌子、木耳。

【雀肉】忌李子、酱、诸肝。

【鲤鱼】忌猪肝、葵菜、蜜、犬肉、鸡肉。

【鲫鱼】忌芥菜、蒜、砂糖、猪肝、鸡雉、鹿肉、猴肉、麦门冬。

【青鱼】忌豆藿、生胡荽、麦、酱、生葵菜。

【黄鱼】忌荞麦。

【鲈鱼】忌乳酪。

【鲟鱼】忌干笋。

【鲇鱼】忌牛肝、鹿肉、野猪肉。

【鳅鳝】忌犬肉、桑柴煮。

【鳖肉】忌苋菜、薄荷、芥菜、桃子、鸡子、鸭肉、猪肉、兔肉。

【螃蟹】忌荆芥、柿子、橘子、软枣。

【虾子】忌猪肉、鸡肉。

【李子】忌蜜、浆水、鸭、雀肉、鸡、獐。

【橙橘】忌槟榔、獭肉。

【桃子】忌鳖肉。

【枣子】忌葱、鱼。

【枇杷】忌热面、炙肉。

【杨梅】忌生葱。

【银杏】忌鳗鲡。

【慈菇】忌茱萸。

【诸瓜】忌油饼。

【砂糖】忌鲫鱼、笋、葵菜。

【荞麦】忌猪肉、羊肉、雉肉、黄鱼。

【黍米】忌葵菜、蜜、牛肉。

【绿豆】忌榧子（杀人）、鲤鱼鲊。

【炒豆】忌猪肉。

【生葱】忌蜜、鸡、枣、犬肉、杨梅。

【韭薤】忌蜜、牛肉。

【胡荽】忌猪肉、鱼鲊。

【胡蒜】忌鱼鲊、鱼鲙、鲫鱼、犬肉、鸡。

【苋菜】忌蕨、鳖。

【白花菜】忌猪心、肺。

【梅子】忌猪肉、羊肉、獐肉。

【凫茈】忌驴肉。

【生姜】忌猪肉、牛肉、马肉、兔肉。

【芥末】忌鲫鱼、兔肉、鸡肉、鳖。

【干笋】忌砂糖、鲟鱼、羊心肝。

【木耳】忌雉肉、野鸭、鹌鹑。

【胡桃】忌野鸭、酒、雉。

【栗子】忌牛肉。